Digitale Altenpflege

Innovationen mit KI und IoT

Markus Schubert

„Es gibt nichts Schöneres als jemanden, der sich alle Mühe gibt, das Leben für andere schön zu machen.“ – Mandy Hale

Inhaltsverzeichnis

1. Vorwort	7
2. Infrastruktur	15
3. Internetzugang und Security	19
4. WLAN im Pflegeheim:	35
5. 5G Campus Netzwerke	41
6. Pflegedokumentation am Point of Care	49
7. Cloud Nutzung für Pflegeheime	59
8. Digitalisierung in der Altenpflege	67
9. Digitalisierung von Prozessen	81
10. Künstliche Intelligenz in der Pflege	93
11. Erfassung von Vitalwerten	105
12. Internet of Things (IoT)	113
13. Virtuelle Realität & Augmented Reality	125
14. Keine Insellösungen	127
15. Attraktive Arbeitgeber	137
16. Mehr Zeit am Menschen durch Digitalisierung	157
17. Fördermittel	167
18. Schlusswort	171
19. Impressum	175

1. Vorwort

Digitalisierung und KI entwickeln sich in einem atemberaubenden Tempo. Da fragen sich so manche Pflegeprofis sicherlich: „Wie aktuell ist dieses Buch denn überhaupt?“ Einfache Antwort: Dieses Buch behandelt die Themen für das erste Halbjahr 2025. Ein kleiner Tipp: Schauen Sie bei Ihrem Buchhändler des Vertrauens – online oder offline – nach der neuesten Auflage.

Kaum eine Branche in Deutschland steht hierbei vor so großen Herausforderungen wie die Pflege. Immer mehr pflegebedürftige Menschen stehen einer zu knappen Anzahl an Fachkräften in der Altenpflege gegenüber. Doch genau hier setzen Digitalisierung und künstliche Intelligenz an, um einen Wandel zu bewirken.

In diesem Buch möchte ich meine nun über 10 Jahre Erfahrung in der Digitalisierung der Altenpflege mit ihnen teilen. Es geht hier nicht um Empfehlungen für Produkte oder Dienstleister, sondern um die grundlegenden Erkenntnisse wie Digitalisierung in der Pflege funktioniert, oder eben auch nicht.

Durch den Einsatz von Technologien wie Sensorik, dem Internet of Things und generativer KI werden in der Pflegebranche revolutionäre Veränderungen möglich.

Diese Innovationen bieten nicht nur eine verbesserte Versorgung und mehr Sicherheit für die zu pflegenden Menschen, sondern machen auch die Arbeitsplätze in der Pflege attraktiver. Pflegekräfte gewinnen wertvolle Zeit, die sie ihrer Berufung, der menschlichen Zuwendung und Zwischenmenschlichkeit, widmen können.

Für Pflegekräfte bietet dieses Buch wertvolle Einblicke in innovative Werkzeuge, die den Pflegealltag erleichtern können. Sie erfahren, wie Sie mithilfe von KI die Lebensqualität Ihrer Bewohner verbessern und gleichzeitig Ihre Arbeitsbelastung reduzieren können.

Pflegedienstleitungen, Heimleitungen erhalten praktische Beispiele und Erfolgsgeschichten aus der Praxis. Sie lernen, wie sie durch den Einsatz von digitalen Lösungen die Effizienz ihrer Einrichtungen steigern und gleichzeitig Kosten senken können.

IT-Techniker erhalten Einblicke in präventive Wartungs- und Sicherheitsstrategien, die durch KI unterstützt werden. Dies reduziert Ausfallzeiten und sorgt dafür, dass alle technischen Systeme reibungslos funktionieren.

IT-Spezialisten erfahren, wie sie verschiedene digitale Systeme miteinander verbinden können, um eine nahtlose Integration und Kommunikation innerhalb der Pflegeeinrichtung zu gewährleisten. Dies führt zu einer besseren Übersicht und Steuerung aller Prozesse.

Durch die Digitalisierung können Haustechniker ihre täglichen Aufgaben effizienter planen und durchführen. Von smarten Gebäudemanagementsystemen bis hin zu automatisierten Wartungsplänen – die Technik erleichtert den Alltag enorm.

Geschäftsführer und Gesellschafter eines Altenpflegeheimes entdecken in diesem Buch strategische Vorteile und Investitionsmöglichkeiten. Erfahren Sie, wie Sie durch die Implementierung von KI und Digitalisierung nicht nur wettbewerbsfähig bleiben, sondern auch eine führende Rolle in der Branche einnehmen können.

Warum ist dieses Buch so spannend?

Weil es praxisnah, verständlich und voller konkreter Anwendungsmöglichkeiten ist. Es zeigt Ihnen nicht nur die Theorie, sondern führt Sie direkt in die Praxis – von der Planung bis zur Umsetzung. Lassen Sie sich von den Möglichkeiten der Digitalisierung begeistern und inspirieren!

Dieses Buch möchte Ihr Begleiter auf dem Weg in eine effizientere, menschlichere und technisch unterstützte Pflegewelt sein und kann Ihnen helfen, neue Wege zu gehen.

Viel Freude beim Lesen und Entdecken!

Kurz noch ein paar kurze Worte über mich, den Autor dieses Buches: Meine Reise in die IT-Welt begann im Jahr 1982. Damals startete ich auf einem Tandy-Rechner und programmierte leidenschaftlich die Automatenspiele der frühen 1980er Jahre nach. Während mir „Space Invaders" recht gut gelang, endeten andere Versuche im „Spaghetticode".

Ich habe beruflich eine unglaublich spannende Reise hinter mir. Nach meiner Ausbildung bei einem Telekommunikationskonzern und spannenden Jahren bei einem kleineren IT-Systemhaus wurde es richtig spannend, als ich mit einem Freund einen Webhosting- und E-Mail-Provider gründete – mit einem nahezu einzigartigen Merkmal. In nur zwei Jahren gewannen wir über 3.500 Neukunden, ganz ohne einen einzigen Telefonanruf.

Unsere Erfolgsstory war aber nicht nur auf Wachstum ausgerichtet. Stolz spendeten wir 20% unserer Gewinne und leisteten damit einen bedeutenden Beitrag zur Welt.

Wir schützten tausende Quadratmeter Urwald durch Zäune und Wächter. Nach der Hochwasserkatastrophe in Ostdeutschland kauften wir der Elbe Land zurück. Wir pflanzten 1.000 Bäume auf Borneo für Orang-Utans, kauften CO2-Zertifikate zur Stilllegung und statteten eine Schule in Mosambik mit Schreibutensilien aus. Außerdem finanzierten wir Brunnenbohrungen in Afrika und schenkten Familien Ziegen und Bienenkörbe.

Meine Reise setzte sich fort mit der technischen Leitung eines Systemhauses, gefolgt von meiner Rolle als geschäftsführender Gesellschafter eines IT-Systemhauses. Dann wechselte ich in ein IT-Unternehmen und später in die Rolle des externen Beraters für einen großen Telekommunikationskonzern. Heute arbeite ich intern bei diesem Konzern.

Seit nunmehr über 10 Jahren widme ich mich mit großer Leidenschaft der Digitalisierung in der Altenpflege. In dieser Zeit habe ich Pflegeheime in ganz Deutschland besucht – von kleinen, familiengeführten Häusern bis hin zu großen Ketten mit über 100 Einrichtungen. Viele der Projekte, an denen ich beteiligt war, waren sehr erfolgreich. Sie haben den Einrichtungen zu einer höheren Effizienz, einem besseren Service für die Bewohner verholfen und diese Häuser zu attraktiven Arbeitgebern gemacht, bei denen der Fachkräftemangel ein Fremdwort ist.

Ach ja, und einen Ausflug in die Pflegebranche hatte ich auch schon sehr früh: Im Alter von 24 Jahren verbrachte ich zwei Jahre im Zivildienst in einem Altenpflegeheim, eine Zeit, die möglicherweise nachhaltige Auswirkungen auf meinen beruflichen Werdegang hatte. Dass ich später die Altenpflege beruflich fest ins Visier nehmen würde, hätte ich mir damals nicht träumen lassen.

Doch trotz aller Erfolge gibt es noch immer Herausforderungen. Auch nach diesen zehn Jahren dokumentieren viele Pflegekräfte ihre Tätigkeiten noch immer mit dem Kugelschreiber auf dem Unterarm, und auch im Jahr 2025 werden Faxe noch fleißig genutzt.

Viele Pflegeeinrichtungen nutzen eine digitale Pflegedokumentation, haben aber nur einen PC auf dem Stationszimmer oder dokumentieren mit Laptops oder Tablets Tätigkeiten, die man eigentlich fallabschließend vollautomatisiert ohne Zutun einer Pflegekraft dokumentieren könnte.

Die Branche der Altenpflege hat aber in vielen Fällen auch ein grundlegendes Problem: Aus meiner Sicht stellt sich die IT-Ausstattung der Altenpflegebranche in vielen Fällen als IT-Sanierungsfall dar. Erst wenn die Infrastruktur vollständig saniert ist, kann an eine umfassende Digitalisierung gedacht werden. Und daran arbeite ich Tag für Tag mit vollem Einsatz. Daher startet das erste Kapitel auch mit dem etwas „un-spannenden“ Thema „Infrastruktur“. Jedoch muss diese vollumfänglich zur Verfügung stehen, damit eine Digitalisierung nutzbar wird.

Eines habe ich schon früh gelernt: Sobald die Infrastruktur geschaffen ist, müssen die Pflegekräfte unbedingt in die Entscheidungsprozesse für Digitalisierungsvorhaben einbezogen werden. Es ist wichtig, ihnen die neuen Möglichkeiten verständlich und ausführlich zu präsentieren, damit diese mit entscheiden können. Nur wenn die Digitalisierung von denjenigen akzeptiert und mit entwickelt wird, die sie später nutzen, ergibt das Ganze einen wirklichen Sinn.

Ich wünsche allen Eigentümern, Betreibern, Gesellschaftern, Geschäftsführern, Haustechnikern, Pflegedienstleitern, Pflegekräften, Auszubildenden, Qualitätsbeauftragten, IT-Spezialisten und allen Interessierten und Mitstreitern in der Branche eine spannende Lektüre dieses Buches. Möge es euch genauso viel Freude bereiten, wie mir das Schreiben. Gemeinsam können wir die Altenpflege auf ein neues Level heben und die Herausforderungen der Zukunft meistern.

2. Infrastruktur

Ohne Straße kann ein Auto nicht fahren. Um bei diesem Beispiel zu bleiben: Wenn Digitalisierung das Auto ist, dann ist die darunterliegende Infrastruktur die Straße. Wir benötigen eine gut ausgebaute Autobahn für die Daten der Digitalisierung. Eine Autobahn die sicher ist, gewartet wird und auf der es auch eine Autobahnpolizei gibt, sowie Rettungsdienste für einen eventuellen Notfall, ist der Grundpfeiler einer echten Digitalisierung.

Seit über fünfundzwanzig Jahren habe ich viele Unternehmen aus dem KMU-Bereich und dem Mittelstand auf ihrem Weg in eine digitale Zukunft begleitet.

Wie bereits im Vorwort angedeutet, zeigt sich gerade in der Pflegebranche häufig, dass hier über Jahre hinweg entweder zu wenig oder in die (aus meiner Sicht) falschen IT-Bereiche investiert wurde.

Die Herausforderungen, denen diese Unternehmen gegenüberstanden, waren vielfältig: Von veralteten Systemen über mangelnde Netzwerksicherheit bis hin zu fehlender Integrationsmöglichkeit von Software, oder nun auch zeitgemäßer Technologie wie Künstlicher Intelligenz und dem Internet der Dinge. Trotz dieser Hindernisse war es immer wieder zu sehen, wie

Unternehmen durch gezielte digitale Strategien und maßgeschneiderte Lösungen transformative Erfolge erzielen konnten.

Dabei wurde deutlich, dass eine nachhaltige und zukunftsorientierte IT-Infrastruktur nicht nur ein Wettbewerbsvorteil ist, sondern eine unverzichtbare Grundlage für den langfristigen Erfolg und das Wachstum im digitalen Zeitalter. Die Reise hin zu einer digitalen Transformation mag herausfordernd sein, aber sie ist zugleich eine Reise hin zum attraktiven Arbeitgeber für Pflegekräfte.

Eine sichere, zuverlässige und zukunftsorientierte IT-Infrastruktur mit offenen Schnittstellen ist in der Altenpflegebranche von entscheidender Bedeutung aus mehreren Gründen:

Die Pflegebranche arbeitet mit sensiblen persönlichen und medizinischen Daten. Eine sichere IT-Infrastruktur schützt diese Informationen vor unbefugtem Zugriff und Cyberangriffen, was sowohl für den rechtlichen Schutz als auch für das Vertrauen der Bewohnerinnen und Bewohner, sowie ihrer Angehörigen unerlässlich ist.

Eine zuverlässige IT-Infrastruktur ermöglicht es Pflegekräften, ihre Aufgaben effizienter zu erledigen. Dies umfasst die elektronische Pflegedokumentation,

Terminverwaltung und Kommunikation innerhalb des Pflegeteams. Offene Schnittstellen ermöglichen eine nahtlose Integration verschiedener Systeme und Anwendungen, was die Arbeitsabläufe optimiert.

Durch den Einsatz moderner Technologien können Pflegekräfte besser auf die Bedürfnisse der Bewohnerinnen und Bewohner eingehen. Beispielsweise ermöglichen IoT-Geräte und Sensorik eine kontinuierliche Überwachung von Vitaldaten, sodass Pflegekräfte schnell auf gesundheitliche Veränderungen reagieren können. KI-gestützte Systeme können zudem bei der Diagnose und Behandlung unterstützen.

Eine zukunftsorientierte IT-Infrastruktur stellt sicher, dass die Pflegeeinrichtungen auf dem neuesten Stand der Technik bleiben und sich leicht an neue Technologien und Anforderungen anpassen können. Dies verhindert teure und zeitraubende Umstellungen und garantiert eine langfristige Nachhaltigkeit.

Obwohl die Implementierung und Wartung einer modernen IT-Infrastruktur anfänglich kostspielig sein kann, führen effiziente und optimierte Prozesse langfristig zu Kosteneinsparungen. Automatisierte Systeme können manuelle, fehleranfällige Prozesse ersetzen und die Arbeitsbelastung des Personals reduzieren.

Eine moderne und gut gewartete IT-Infrastruktur kann die Arbeitsbedingungen in der Pflege verbessern und den Beruf attraktiver machen. Dies kann dazu beitragen, mehr qualifizierte Fachkräfte anzuziehen und die Fluktuationsrate zu senken.

3. Internetzugang und Security

Wenn ich zur Beratung in Pflegeheime eingeladen werden, sehe ich oft eine Internetanbindung, welche für Unternehmen dieser Art eigentlich weniger geeignet ist. Die Folge: Immer wieder Ausfälle und das Pflegepersonal schimpft bei meinen Gesprächen mit ihnen, dass hier „ständig“ alles ausfällt. Die Telefonanlage spinnt, E-Mails kommen nicht, wir können keine Daten abrufen usw.

Tatsächlich ist genau in diesen Fällen manchmal nur eine einzige technische Einrichtung verantwortlich für all diese Unzufriedenheit. Einfache Massenmarktanschlüsse für zuhause oder wirklich kleine Firmen sorgen für den Internetzugang. Für manchen Anwender mag es in kleinen Firmen kaum auffällig sein, wenn mehrmals in der Woche das Internet für nur wenige Minuten gestört ist. In größeren Firmen ist das einfach lästig, wenn Telefongespräche unsauber klingen oder abbrechen.

Die Verwendung dieser Massenmarktanschlüsse für das Internet zu Billigpreisen, mit einfachen Heimroutern in der Firma, birgt erhebliche Risiken. Diese Geräte und Anschlüsse sind oft nicht für den intensiven und sicherheitskritischen Einsatz im Unternehmen ausgelegt.

Hier sind die wichtigsten Gefahren, die dabei lauern:

Einfache Heimrouter haben oft weniger robuste Sicherheitsmechanismen und erhalten seltener Updates. Das macht sie anfällig für Hackerangriffe, die sensible Unternehmensdaten stehlen oder Netzwerke lahmlegen können. Auch erfolglose Hackerangriffe können allerdings den Internetzugang erheblich stören.

Heimrouter sind für den Bedarf eines durchschnittlichen Haushalts konzipiert, nicht für die hohe Anzahl von Geräten und die Bandbreitenanforderungen eines Unternehmens. Gerade in der stationären Pflege wo das lineare Fernsehen für Bewohnerinnen und Bewohner immer mehr durch Streaminginhalte über das Internet abgelöst wird. Dies kann zu langsamen Verbindungen und Netzwerkproblemen führen, die die Produktivität beeinträchtigen.

Günstige Massenmarktanschlüsse können anfälliger für Ausfälle und technische Störungen sein. Für ein Unternehmen, das auf eine stabile Internetverbindung angewiesen ist, kann dies erhebliche Betriebsunterbrechungen verursachen. Das tückische Problem dabei: Pflegeheimbetreiber erhalten Rückmeldungen, dass verschiedene Systeme wir die Telefonie oder der Datenzugriff gestört ist, obwohl die

Störquelle tatsächlich oftmals nur die unzuverlässige Infrastruktur inklusive des Internetzugangs ist.

Bei professionellen Unternehmensnetzwerken gibt es oft dedizierten Support mit definierten Reaktionszeiten, der bei Problemen schnell eingreifen kann. Billige Heimrouter und -anschlüsse bieten in der Regel keinen solchen Service, was im Falle eines Ausfalls zu längeren Ausfallzeiten führen kann.

Unternehmensnetzwerke und deren Internetzugänge müssen strenge Datenschutzrichtlinien einhalten. Heimrouter haben oftmals nicht die nötigen Funktionen, um diese Anforderungen professionell zu erfüllen, was zu Datenschutzverletzungen führen kann.

Um diese Gefahren zu vermeiden, sollten Unternehmen besser auf professionelle Netzwerklösungen setzen, die speziell für ihre Bedürfnisse entwickelt wurden. Diese bieten nicht nur bessere Sicherheitsfunktionen, sondern auch eine höhere Zuverlässigkeit und Leistung, sowie den erforderlichen Support und die Einhaltung von Datenschutzrichtlinien.

Für einen redundanten und sicheren Internetzugang mit einer regelbasierten und professionellen Firewall sind mehrere wichtige Anforderungen zu beachten, um höchste Sicherheit und Zuverlässigkeit zu gewährleisten.

Mehr als nur einen Internetzugang:

Nutzung mehrerer Internetzugänge, um beim Ausfall eines Zugangs eine unterbrechungsfreie Verbindung zu gewährleisten. Bei Glasfaseranschlüssen ist es auch möglich, das Pflegeheim von verschiedenen Seiten der Straße anzufahren. Selbst wenn ein Bagger hier ein Kabel auf der Straße zerstört, läuft das Internet über die andere Leitung weiter, natürlich auch mit derselben IP Adresse.

Sichere, aktuelle und zuverlässige Hardware:

Investition in zuverlässige und leistungsfähige Netzwerk-Hardware, die für hohe Verfügbarkeit und Sicherheitsanforderungen ausgelegt ist.

Unabhängige Stromversorgung:

Schützen Sie sich vor Stromausfällen. USV-Anlagen (unterbrechungsfreie Stromversorgung) zum Schutz der Netzwerkinfrastruktur bei Stromausfällen.

Regelbasierte Firewall

Um die Sicherheit des Netzwerks zu gewährleisten, müssen bestimmte Maßnahmen ergriffen werden. Man muss Regeln festlegen und verwalten, die bestimmen, welcher Datenverkehr erlaubt ist und welcher blockiert wird. Das erfolgt anhand von Kriterien wie Absender- und Empfängeradressen, verwendeten Ports und Protokollen. Diese Regeln helfen, unerwünschten oder gefährlichen Datenverkehr zu verhindern. Einfache Heimrouter können (und wollen) das nicht. Sie sind nicht dafür ausgelegt zum Beispiel abgehende Daten zu klassifizieren und Datenabfluss zu erkennen.

Es sollten Systeme integriert werden, die Versuche von unerlaubtem Eindringen in das Netzwerk erkennen und verhindern. Diese Systeme überwachen den Datenverkehr auf verdächtige Aktivitäten und blockieren potenzielle Bedrohungen, bevor sie Schaden anrichten können.

Künstliche Intelligenz für mehr Sicherheit:

Anomalieerkennung: KI kann große Datenmengen analysieren und ungewöhnliche Verhaltensmuster oder Aktivitäten im Netzwerk erkennen, die auf einen möglichen Angriff hinweisen könnten. Dies hilft, Bedrohungen frühzeitig zu identifizieren und darauf zu reagieren.

KI kann automatisch auf Sicherheitsvorfälle reagieren, indem sie beispielsweise verdächtige Verbindungen blockiert oder Benachrichtigungen an die

Sicherheitsteams sendet. Dies beschleunigt die Reaktionszeit und reduziert die Belastung für menschliche Mitarbeiter.

Durch maschinelles Lernen kann eine KI aus früheren Sicherheitsvorfällen lernen um dann ihre eigenen Erkennungsalgorithmen kontinuierlich zu verbessern. Dies macht die Firewall effektiver im Umgang mit neuen und komplexen Bedrohungen.

KI kann dabei helfen, Angriffe auf Schwachstellen zu erkennen, die sogar noch nicht bekannt sind (sogenannte Zero-Day-Exploits). Durch die Analyse von Verhaltensmustern kann die KI verdächtige Aktivitäten identifizieren, auch wenn sie noch keine bekannten Signaturen haben.

KI kann auch Sicherheitsrichtlinien und -konfigurationen analysieren und optimieren, um sicherzustellen, dass sie den höchsten Schutz bieten, ohne die Netzwerkleistung zu beeinträchtigen.

Diese KI-Technologien ergänzen die traditionellen Sicherheitsmaßnahmen und machen die Firewall zu einem noch effektiveren Werkzeug im Kampf gegen Cyberbedrohungen.

Netzwerksegmentierung:

Virtuelle LANs (VLANs): VLANs helfen dabei, ein großes Netzwerk in kleinere Teile aufzuteilen. So kann man bestimmte Bereiche voneinander trennen, um die Sicherheit zu erhöhen und den Datenverkehr besser zu kontrollieren.

Demilitarisierte Zone (DMZ): Eine DMZ ist ein spezieller Bereich im Netzwerk, der für öffentliche Dienste wie Webserver genutzt wird. Dies hilft, das interne Netzwerk vor externen Bedrohungen zu schützen, indem der Zugriff auf sensible Daten eingeschränkt wird.

Regelmäßige Updates und Patches:

Firmware-Updates:
Eine regelmäßige Aktualisierung der Firmware von Netzwerkgeräten und Firewalls, um Sicherheitslücken zu schließen, ist zwingend erforderlich.

Patch-Management:
Eine kontinuierliche Überwachung und Anwendung von Software-Patches ist auf allen Netzwerkgeräten ebenso erforderlich. Nur so bleiben die Geräte sicher.

Zugriffskontrollen:

Multi-Faktor-Authentifizierung (MFA) ist eine Methode, die zusätzliche Sicherheit bietet, wenn man sich irgendwo anmeldet, z.B. bei einem Online-Konto. Statt nur ein Passwort zu verwenden, benötigt man dabei zwei oder mehr Nachweise, dass man wirklich die Person ist, die man vorgibt zu sein.

Normalerweise gibt man nur dein Passwort ein, um sich anzumelden. Mit MFA könnte es zusätzlich noch so sein, dass man:

- Einen Code eingeben muss, der an ein Handy geschickt wird.
- Eine Fingerabdruck oder ein Gesicht verwendet werden muss.
- Ein spezielles Gerät verwendet werden muss, wie einen USB-Stick mit einem Sicherheitsschlüssel.

Diese zusätzlichen Schritte machen es für jemanden viel schwerer, in ein Konto einzubrechen, selbst wenn er das Passwort kennt. Es ist, als würde man nicht nur ein, sondern mehrere Schlösser an einer Tür haben.

Zugriffsprotokollierung:

Dies bedeutet, dass genau aufgezeichnet wird, wer wann auf welche Daten oder Systeme im Netzwerk zugreift und welche Aktionen dort durchgeführt werden. Das ist ähnlich wie ein Wachbuch, in dem jeder Besuch und jede Aktivität genau notiert wird. Durch diese Überwachung kann man nachvollziehen, ob jemand unbefugt auf sensible Informationen zugreifen wollte oder ob ungewöhnliche Aktivitäten stattfinden. Dies hilft, die Sicherheit des Netzwerks zu gewährleisten und potenzielle Bedrohungen frühzeitig zu erkennen.

Datenverschlüsselung:

VPNs (Virtual Private Networks): Ein VPN ist wie ein Schutzschild für Ihre Internetverbindung. Es sorgt dafür, dass Ihre Daten sicher und privat bleiben, auch wenn Sie öffentliches WLAN nutzen. Ein VPN erstellt eine sichere, verschlüsselte Verbindung zwischen Ihrem Gerät und dem Internet, sodass niemand Ihre Online-Aktivitäten ausspionieren kann.

End-to-End-Verschlüsselung: Bei der Ende zu Ende Verschlüsselung werden alle Daten, die Sie senden und empfangen, in einen geheimen Code umgewandelt. Nur Sie und der Empfänger können die Daten lesen. Dadurch wird sichergestellt, dass niemand die

Informationen während der Übertragung abfangen und lesen kann.

In Umgebungen mit mehreren Standorten kann auch ein SD-WAN sinnvollsein. Mit SD-WAN kann man verschiedene Verbindungen wie Internet, Mobilfunk und spezielle Leitungen kombinieren und diese intelligent zu steuern, um damit die beste Verbindung für die Daten zu erhalten. Zudem kommen bei SD-WAN auch künstliche Intelligenz zum Einsatz.

Sicherheitsaudits und -tests:

Penetrationstests:
Penetrationstests sind wie Sicherheitsüberprüfungen für Ihr Computersystem. Experten versuchen dabei bewusst, in Ihr System einzudringen, um Schwachstellen zu finden, bevor es echte Hacker tun. Diese Tests helfen dabei, Sicherheitslücken zu erkennen und zu beheben, damit Ihr System sicherer wird. Regelmäßige Durchführung solcher Tests stellt sicher, dass Ihr System immer gut geschützt ist.

Sicherheitsaudits:

Sicherheitsaudits sind regelmäßige Überprüfungen und Kontrollen, um sicherzustellen, dass die eingerichteten Sicherheitsvorkehrungen in ihrem Netzwerk funktionieren und den aktuellen Standards entsprechen. Experten untersuchen dabei, ob alle Richtlinien und Praktiken richtig umgesetzt werden und identifizieren Schwachstellen, die behoben werden müssen. Diese Audits helfen, das Netzwerk sicher zu halten und mögliche Bedrohungen frühzeitig zu erkennen.

Indem diese Anforderungen erfüllt werden, kann eine zuverlässige, sichere und zukunftsorientierte IT-Infrastruktur mit einer regelbasierten Firewall in der Altenpflegebranche und anderen kritischen Bereichen gewährleistet werden.

Eine zentrale Firewall für beliebig viele Standorte

Wenn mehrere Altenpflegeheime mit verschiedenen Standorten betrieben werden, kann das zentrale Zusammenführen des Internetzugangs mehrerer Standorte in einem Rechenzentrum und die Realisierung eines einheitlichen Internetzugangs mit einer einzigen Firewall zahlreiche Vorteile bieten:

Vorteile der zentralen Lösung

Zentrale Verwaltung:
Eine zentrale Firewall ermöglicht eine einheitliche Sicherheitsrichtlinie für alle Standorte, was die Verwaltung und Durchsetzung von existenziell wichtigen

Sicherheits- und Datenschutzmaßnahmen vereinfacht und konsistenter macht.

Erweiterte Bedrohungsabwehr:
Zentralisierte Systeme können fortschrittlichere Sicherheitsfunktionen wie Intrusion Detection und Prevention Systems (IDPS) nutzen, die an einem Standort möglicherweise nicht implementiert werden könnten.

Kosteneffizienz

Einsparung von Ressourcen:
Statt an jedem Standort individuelle Firewalls und Sicherheitssysteme zu implementieren, reduziert eine zentrale Firewall den Bedarf an Mehrfachinvestitionen in Hardware und Lizenzen.

Effizientere Verwaltung:
Zentralisierte IT-Infrastruktur benötigt weniger Personal für die Verwaltung und Wartung im Vergleich zu dezentralen Systemen, was die Betriebskosten senkt.

Einfache Skalierbarkeit

Erweiterung:
Die Erweiterung eines zentralen Systems ist oft einfacher und kosteneffizienter. Neue Standorte können schnell

und problemlos in das bestehende System integriert werden.

Zukunftssicherheit:
Zentralisierte Systeme können leichter mit technologischen Fortschritten Schritt halten und lassen sich schneller auf neue Anforderungen anpassen.

Konsistente Richtlinien und Compliance

Einheitliche Sicherheitsrichtlinien:
Durch die zentrale Verwaltung können Sicherheitsrichtlinien und Compliance-Anforderungen einheitlich angewendet und überwacht werden.

Audits und Berichterstattung:
Zentralisierte Systeme erleichtern die Durchführung von Sicherheitsaudits und die Erstellung von Berichten, was die Einhaltung gesetzlicher Vorschriften und interner Richtlinien sicherstellt.

Bessere Leistung und Zuverlässigkeit

Optimierte Netzwerkressourcen:
Durch den zentralen Zugriff auf das Internet können Lasten besser verteilt und Netzwerkressourcen effizienter genutzt werden, was die Gesamtleistung verbessert.

Redundanz und Ausfallsicherheit:
Ein zentrales Rechenzentrum kann mit redundanten Systemen ausgestattet werden, um eine hohe Verfügbarkeit und Zuverlässigkeit sicherzustellen, selbst im Falle von Hardwareausfällen oder anderen Störungen. Auch redundante Rechenzentren sind möglich. Hier spiegeln sich zwei getrennte Rechenzentren.

Implementierung:
Verbindungsaufbau: Alle Standorte werden über sichere Verbindungen mit dem zentralen Rechenzentrum verbunden. Dies stellt sicher, dass der Datenverkehr zwischen den Standorten und dem Rechenzentrum verschlüsselt und geschützt ist.

Firewall-Management:
Die zentrale Firewall wird so konfiguriert, dass sie den gesamten eingehenden und ausgehenden Datenverkehr filtert und überwacht. Regeln und Richtlinien können zentral erstellt und verwaltet werden.

Netzwerksegmentierung:
Durch die Verwendung von VLANs (Virtuelle Lokale Netzwerke) können Netzwerke sinnvoll segmentiert werden, um Sicherheits- und Leistungsanforderungen besser zu erfüllen.

Diese zentralisierte Herangehensweise sorgt für eine stärkere, sicherere und effizientere IT-Infrastruktur, die sich besonders für Unternehmen mit mehreren Standorten eignet.

Professionelle Dienstleister:

Sie benötigen einen professionellen Dienstleister mit hoher Verfügbarkeit und klar definierten Wartungs- und Supportverträgen um die obigen Punkte erfüllen zu können.

Alle in diesem Kapitel genannten Punkte sind essentiell wichtig um überhaupt digitalisieren zu können. Immer wieder treffe ich auf Häuser bei denen die Infrastruktur tatsächlich ein Sanierungsfall ist. Oftmals wird dort die IT von einem internen Mitarbeiter gepflegt, oder von einem sehr kleinen Unternehmen, welches nicht die nötigen Kapazitäten hat. Meine Empfehlung: Lassen Sie sich von einem IT Dienstleister ihr Netzwerk analysieren und auf einen aktuellen Stand bringen, bevor Sie digitalisieren.

Denn Anbieter von Digitalisierungslösungen gehen in der Regeln von einer soliden, zuverlässigen und sicheren Infrastruktur aus, wenn Sie ihre Innovation bei ihnen implementieren. Ist die Infrastruktur schlecht, wird die Digitalisierungsinnovation fehleranfällig.

4. WLAN im Pflegeheim:

WLAN in einem Pflegeheim spielt eine entscheidende Rolle sowohl für die digitalisierte Pflegedokumentation direkt am Point of Care als auch für die digitale Teilhabe der Bewohner. Hier sind die wichtigsten Gründe und Aspekte, die bei der Umsetzung zu berücksichtigen sind:

WLAN ermöglicht es Pflegekräften, Pflegedaten in Echtzeit direkt am Pflegebett zu erfassen und zu aktualisieren. Dies führt zu einer erhöhten Genauigkeit und Effizienz, da Informationen sofort verfügbar sind und Fehler durch manuelle (oder vergessene) Dokumentation vermieden werden.

Für die Bewohner bedeutet ein stabiles WLAN den Zugang zu digitalen Kommunikationsmitteln wie Videotelefonie mit Angehörigen, Online-Unterhaltung und Informationsdiensten. Dies fördert soziale Interaktionen und kann die Lebensqualität erheblich verbessern.

Umsetzung und technische Anforderungen

Eine vollständige Abdeckung des gesamten Altenheims mit WLAN ist essenziell. Dies umfasst möglichst alle Aufenthaltsräume, Treppenhäuser, Aufzüge, Flure, Zimmer und Gemeinschaftsbereiche. Wichtig ist auch die

Implementierung von Handover, damit sich mobile Geräte nahtlos von einem WLAN-Access-Point zum nächsten bewegen können, ohne die Verbindung zu verlieren wenn eine WLAN-Video-Telefonie geplant ist.

Durch flächendeckendes WLAN kann die klassische DECT-Telefonanlage ersetzt werden. Pflegekräfte können dann ein einziges mobiles Gerät für Telefonie, Pflegedokumentation und Lichtrufsysteme nutzen, was die Effizienz und Mobilität erhöht und gleichzeitig die Notwendigkeit, mehrere Geräte mit sich zu führen, eliminiert.

Mit einer WLAN-Ausleuchtung können Ihre Baupläne genau aufzeigen, wo mit welcher WLAN-Stärke zu rechnen ist. Anhand der Pläne kann dann weiter optimiert werden.

Bei einer WLAN-Ausleuchtung können auch Störquellen identifiziert werden. WLAN nutzt eine Frequenz, in der auch viele andere Geräte zu finden sind, die eigentlich mit WLAN nichts zu tun haben.

Besonderes Augenmerk sollte auch auf bereits vorhandene WLAN-Sender genommen werden. Bereits vorhandene WLAN-Sender von Bewohnern, die sich selbst WLAN installiert haben, sind Störquellen, die Ihr geplantes WLAN erheblich verschlechtern können. Hier sollte man besser ein zentrales WLAN für alle zur Verfügung stellen, was auch zu günstigeren Preisen an die Bewohner vermietet werden kann. Weiterer Vorteil: Bewohner können das WLAN dann im ganzen Haus nutzen, so zum Beispiel bei Besuchen innerhalb des Hauses.

Technische Lösungen

WLAN ohne Neuverkabelung mit VDSL:
VDSL-Technik ist millionenfach erprobt, denn alle Telekommunikationsanbieter nutzen diese Technik seit vielen Jahren: Über zwei Telefondrähte kommt das Signal ins Haus um dann dort schnelles Internet zur Verfügung zu stellen. Genau diese Technik kann man aber auch im Pflegeheim einsetzen. Man nutzt einfach die fast immer bereits vorhandene Telefonverkabelung der Bewohnertelefone und der Verwaltungstelefone.

Dies ermöglicht die Nutzung der bestehenden Telefonverkabelung, um hohe Datenraten bereitzustellen. Das ist besonders nützlich in älteren Gebäuden, wo die Installation neuer Kabel aufwändig oder unerwünscht ist.
Am Verteiler der Telefonanlage wird einfach das Netzwerksignal eingespeist. An den jeweiligen Endpunkten in den Bewohnerzimmern und in der Verwaltung wird ein Modem gesetzt, an dem man dann professionelle WLAN Sender installieren kann. Die

Telefonie kann damit auch weiterlaufen. Bewohner können seniorengerechte WLAN Telefone bekommen, die stationär oder im ganzen Haus mobil eingesetzt werden können. Es gibt hier mittlerweile wirklich tolle Seniorentelefone die nur mit WLAN funktionieren. Auch für die Büros der Verwaltung gibt es WLAN Telefone, wenn nicht ohnehin schon von PCs mit Headsets telefoniert wird.

Es geht aber auch über Koaxialkabel (Fernsehkabel):
In Gebäuden mit Koaxialkabeln kann die Technik der Multimedia over Coax Alliance (MoCA) verwendet werden, um ebenfalls hohe Datenübertragungsraten zu ermöglichen. Dies stellt sicher, dass ein robustes und schnelles Netzwerk verfügbar ist, ohne dass umfangreiche Bauarbeiten erforderlich sind. Natürlich bleibt das Fernsehbild weiterhin erhalten.

Anforderungen und Vorsichtsmaßnahmen

Brandschutz:
Bei der Installation von WLAN-Infrastruktur müssen brandschutztechnische Vorschriften eingehalten werden.

Dies beinhaltet oftmals die Verwendung von brandhemmenden Kabeln und Materialien sowie die ordnungsgemäße Durchführung von Kabeln durch Brandschutzwände.

Denkmalschutz:
In denkmalgeschützten Gebäuden ist besondere Rücksicht auf die Erhaltung der historischen Substanz zu nehmen. Dies kann die Verwendung von drahtlosen Technologien und die Minimierung der baulichen Eingriffe erforderlich machen. Die Installation sollte in enger Abstimmung mit Denkmalschutzbehörden erfolgen.

Eine zukunftsorientierte IT-Infrastruktur mit einem gut durchdachten WLAN-Konzept trägt erheblich zur Verbesserung der Pflegequalität und der Lebensqualität der Bewohner bei und unterstützt Pflegekräfte in ihrer täglichen Arbeit.

Mit einem flächendeckenden WLAN werden sie nicht nur zum attraktiven Arbeitgeber für Pflegekräfte, sondern auch für Bewohner und Angehörige. Ich musste selbst erst mit einem 5G WLAN Router für ein Famillienmitglied in einer Kurzzeitpflege aushelfen, damit wir kommunizieren konnten und die Person ihre gewohnte digitale Teilhabe leben konnte.

Noch bis Ende 2029 gibt es bis zu 12.000 Euro Fördermittel für die Anschaffung eines WLAN.

5. 5G Campus Netzwerke

Ein 5G-Campus-Netzwerk kann eine hervorragende Alternative zu herkömmlichen WLAN-Netzwerken in einem Altenheim sein. 5G kennen wir von unseren Smartphones. Wir telefonieren und surfen mit diesen Geräten über 5G Funkverbindungen. Was viele Betreiber von Pflegeheimen nicht wissen: Man kann sich auch ein eigenes, ganz privates 5G Funknetz aufbauen. Das nennt man dann 5G Campus Netzwerk. Dieses Netzwerk kann dann zum Beispiel für eine Datenübertragung (wie im WLAN) genutzt werden.

Vorteile eines 5G-Campus-Netzwerks:
Hohe Geschwindigkeit und geringe Latenz: 5G bietet deutlich höhere Datenübertragungsraten und geringere Latenzzeiten (Verzögerungen bei der Datenübertragung) im Vergleich zu herkömmlichen WLAN-Netzwerken. Dies ist besonders wichtig für datenintensive Anwendungen die nur mit geringsten Verzögerungen arbeiten wie Videotelefonie, Roboter und IoT-Geräte.

Bessere Abdeckung:
Ein 5G-Campus-Netzwerk kann eine flächendeckende und gleichmäßige Abdeckung im gesamten Altenheim gewährleisten, einschließlich Bereiche, die für WLAN schwer zu erreichen sind.

Sicherheit:
Da ein 5G-Campus-Netzwerk privat und unabhängig vom öffentlichen Netz betrieben wird, bietet es eine höhere Sicherheit und Schutz vor möglichen externen Bedrohungen.

Flexibilität und Skalierbarkeit:
5G-Netzwerke sind leicht anpassbar und können je nach Bedarf erweitert werden, um neue Technologien und Anwendungen zu unterstützen.

Einfache Integration:
5G kann nahtlos in bestehende Netzwerkinfrastrukturen integriert werden, was die Implementierung und Wartung stark vereinfacht.

Wichtige Aspekte bei der Umsetzung

Brandschutz:
Bei der Installation von 5G-Technologie müssen Brandschutzvorschriften eingehalten werden. Dies umfasst die Verwendung von brandhemmenden Materialien und die ordnungsgemäße Durchführung von Kabeln durch Brandschutzwände.

In denkmalgeschützten Gebäuden ist besondere Rücksicht auf die Erhaltung der historischen Substanz zu nehmen. Die Installation sollte in enger Abstimmung mit

Denkmalschutzbehörden erfolgen, um die historische Integrität zu wahren.

Ein flächendeckendes 5G-Netzwerk ermöglicht es wie bei WLAN, den Pflegekräften nur ein einziges mobiles Gerät für die Telefonie, Pflegedokumentation, Lichtrufsysteme und andere Aufgaben zu nutzen. Dies reduziert die Notwendigkeit, mehrere Geräte mit sich zu führen, und erhöht die Effizienz und Mobilität der Pflegekräfte.

Ein 5G-Campus-Netzwerk bietet somit eine leistungsstarke, sichere und flexible Lösung für die digitale Transformation in Altenheimen, die sowohl die Pflegequalität als auch die Lebensqualität der Bewohner verbessert.

Ein 5G-Campus-Netzwerk kann effektiv genutzt werden, um WLAN für Bewohner bereitzustellen, indem es als zentrale Infrastruktur dient, die die Basis für ein stabiles und schnelles WLAN-Netzwerk bildet. Hier sind die Schritte und Überlegungen zur Umsetzung:

Zunächst wird ein detaillierter Netzwerkplan erstellt, der die Abdeckung, Kapazität und Sicherheitsanforderungen der Bewohnerinnen und Bewohner berücksichtigt. Dies umfasst die Identifizierung der Bereiche, die abgedeckt werden müssen, und die Bestimmung der benötigten Netzwerkausrüstung.

WLAN für Bewohner mit einem 5G Campusnetz

5G-WLAN Router werden strategisch im gesamten Altenheim für Bewohner, Ärzte und Gäste installiert, um eine flächendeckende Abdeckung für diese Personen zu gewährleisten. Das Personal arbeitet dabei weiter im sauber getrennten 5G-Netzwerk. Diese Router sind die Basisstationen für das WLAN-Netzwerk der Bewohner und Besucher. Sie werden dann nicht überall benötigt.

Die 5G Geräte werden so konfiguriert, dass sie als WLAN-Access Points fungieren. Dies beinhaltet die Einrichtung von SSIDs (Service Set Identifiers), Passwörtern und Sicherheitsprotokollen.

Nach der Installation und Konfiguration wird das Netzwerk intensiv getestet, um sicherzustellen, dass es stabil und zuverlässig funktioniert. Anpassungen und Optimierungen werden vorgenommen, um die Leistung zu verbessern.

Umfassende Netzwerktests für WLAN und 5G:

Stabilitätstests:
Überprüfung der Netzwerkverbindungen über einen längeren Zeitraum, um sicherzustellen, dass es keine Unterbrechungen oder Verbindungsprobleme gibt.

Leistungstests:
Messen der Netzwerkgeschwindigkeit und -bandbreite an verschiedenen Standorten innerhalb des Netzwerks, um sicherzustellen, dass die Leistung den Anforderungen entspricht. TV Streaming der Bewohner ist eine sehr hohe Last für solch ein WLAN über eine 5G Infrastruktur.

Sicherheitsüberprüfungen:

Schwachstellen-Scans:
Das sind automatische Überprüfungen, die nach Schwachstellen suchen. Stellen Sie sich vor, jemand schaut sich Ihr Haus genau an, um herauszufinden, wo Einbrecher leicht eindringen könnten. Diese Scans identifizieren potenzielle Sicherheitslücken, die dann behoben werden können, bevor sie ausgenutzt werden.

Penetrationstests:
Bei diesen Tests versuchen Experten, absichtlich in Ihr WLAN einzubrechen, um zu sehen, wie gut es gegen

echte Angriffe geschützt ist. Das ist wie ein Sicherheitsexperte, der versucht, in Ihr Haus einzubrechen, um sicherzustellen, dass alle Schlösser und Alarmanlagen richtig funktionieren. Diese Tests helfen, Schwachstellen zu finden und zu beheben, bevor echte Hacker sie entdecken.

Authentifizierungsmechanismen:
Implementieren einer starken Authentifizierungsmethode wie WPA3 und Multi-Faktor-Authentifizierung, um unbefugten Zugriff zu verhindern.

Netzwerksegmentierung:
Segmentierung des WLAN-Netzwerk in verschiedene Sicherheitszonen (z.B. Gastnetzwerk, internes Netzwerk), um die Risiken durch unberechtigten Zugriff zu minimieren.

Regelmäßige Updates und Wartung:

Firmware-Updates:
Halten Sie alle WLAN-Geräte auf dem neuesten Stand, indem Sie regelmäßig Firmware-Updates durchführen.

Sicherheits-Patches:
Sicherheits-Patches, um neu entdeckte Schwachstellen zu schließen.

Nutzeraufklärung und Schulung:

Sicherheitsschulungen:
Wiederkehrende Schulungen der Mitarbeiter in den besten Praktiken der Netzwerksicherheit und dem sicheren Umgang mit IT-Geräten sind notwendig.

Bewusstsein schaffen:
Fördern Sie das Sicherheitsbewusstsein innerhalb der Organisation, um sicherzustellen, dass alle Nutzer die Bedeutung von Netzwerksicherheit verstehen und entsprechende Maßnahmen ergreifen können.

Durch diese detaillierten und kontinuierlichen Sicherheitsmaßnahmen kann sichergestellt werden, dass das WLAN-Netzwerk nicht nur stabil und zuverlässig, sondern auch sicher vor unbefugten Zugriffen und Cyberbedrohungen ist.

6. Pflegedokumentation am Point of Care

Die Pflegedokumentation ist ein essenzieller Bestandteil der Pflegearbeit in Altenheimen. Sie dient dazu, den Gesundheitszustand und die Pflegebedürfnisse der Bewohner systematisch und transparent festzuhalten. Fast die Hälfte ihrer Arbeitszeit verbringen Pflegekräfte mit dieser bürokratischen Tätigkeit.

Leider wird diese Dokumentation manchmal nur handschriftlich erledigt. Des öfteren nur an PCs in Stationszimmern mit mühsamen eingetippen. Ein PC im Stationszimmer mit einer Software die man per Maus und Tastatur bedient ist aber keine Digitalisierung.

Es ist von großer Bedeutung, dass diese Dokumentation direkt im Bewohnerzimmer erfolgt. Dies bringt zahlreiche Vorteile mit sich und minimiert potenzielle Nachteile, die bei einer verzögerten Dokumentation auftreten können. Hier sind die Gründe, warum eine direkte und in Echtzeit erfolgende Pflegedokumentation wichtig ist:

Wenn Pflegekräfte die Dokumentation direkt im Bewohnerzimmer durchführen, können sie alle relevanten Informationen unmittelbar und präzise festhalten. Details, die in Echtzeit beobachtet werden, sind frischer im Gedächtnis und somit genauer. Dies verhindert Missverständnisse und Fehler, die bei einer

späteren Dokumentation durch Erinnerungslücken entstehen könnten.
Beispiel: Eine Pflegekraft bemerkt bei der morgendlichen Pflegeroutine, dass Frau Müller eine kleine Wunde an ihrem Bein hat, die über Nacht entstanden ist. Wenn diese Beobachtung sofort in der Pflegedokumentation fotografisch und per Spracheingabe festgehalten wird, kann die genaue Größe, der Ort und das Aussehen der Wunde detailliert festgehalten werden.

Dies ist wichtig für die nachfolgenden Behandlungsschritte und die Überwachung der Heilung.

Eine verzögerte Dokumentation könnte dazu führen, dass diese Details vergessen oder ungenau wiedergegeben werden, was die Behandlung beeinträchtigen könnte.

Die direkte Dokumentation spart Zeit, da Pflegekräfte nicht mehrfach zu den Bewohnern gehen müssen. Sie können die Informationen sofort eingeben, ohne später ins Büro zurückzukehren, um die Daten zu übertragen. Dies macht den Pflegeprozess effizienter und schafft mehr Zeit für die eigentliche Pflege.

Beispiel: Herr Schmidt benötigt täglich Hilfe bei der Einnahme seiner Medikamente. Die Pflegekraft kann diese Unterstützung direkt im Zimmer dokumentieren, während sie ihm hilft, anstatt später ins Büro zu gehen, um die Informationen nachzutragen. Dies spart nicht nur Zeit, sondern stellt auch sicher, dass die Dokumentation sofort und korrekt erfolgt.

Echtzeit-Dokumentation erleichtert die Kommunikation zwischen Pflegekräften und anderen medizinischen Fachkräften. Alle relevanten Daten sind sofort verfügbar, sodass Ärzte und andere Pflegekräfte schnell auf aktuelle Informationen zugreifen können. Dies verbessert die Zusammenarbeit und sorgt für eine kontinuierliche und konsistente Pflege.

Beispiel: Dr. Meier, der Hausarzt von Frau Berger, kommt zu einem Besuch ins Pflegeheim. Durch die sofortige Verfügbarkeit der aktuellen Pflegedokumentation kann er auf einen Blick alle relevanten Informationen zu Frau Bergers Gesundheitszustand mit Fotos/Videos und den kürzlich durchgeführten Pflege- und Behandlungsmaßnahmen sehen.

Dies ermöglicht ihm, fundierte Entscheidungen zu treffen und gegebenenfalls die Behandlung anzupassen.

Eine sofortige Dokumentation macht die Pflege transparenter und nachvollziehbarer. Alle durchgeführten Maßnahmen und beobachteten Veränderungen sind

lückenlos dokumentiert, was die Qualität und die Kontinuität der Pflege sicherstellt.
Ein weiteres Beispiel: Sollte es zu Beschwerden oder rechtlichen Fragen kommen, kann durch die lückenlose Dokumentation nachgewiesen werden, welche Pflege- und Behandlungsmaßnahmen zu welcher Zeit durchgeführt wurden.

Beispielsweise könnte die Familie von Herrn Becker eine Frage zu seiner Pflege haben. Die Pflegekräfte können durch die genaue Dokumentation zeigen, dass alle vorgeschriebenen Pflegemaßnahmen ordnungsgemäß durchgeführt wurden.

Nachteile der verzögerten Dokumentation

Bei einer späteren Dokumentation besteht die Gefahr, dass wichtige Informationen vergessen oder falsch erinnert werden. Dies kann zu einer ungenauen oder unvollständigen Pflegeplanung führen und das Wohl der Bewohner gefährden.

Beispiel: Eine Pflegekraft bemerkt eine Veränderung im Verhalten eines Bewohners, vergisst jedoch später, diese zu dokumentieren. Dies könnte bedeuten, dass ein möglicher gesundheitlicher Zustand übersehen wird, der rechtzeitig behandelt werden müsste. Wenn Herr Lehmann beispielsweise plötzlich weniger trinkt, könnte

eine sofortige Dokumentation und Benachrichtigung des Arztes eine Dehydrierung verhindern.
Das Nachtragen von Informationen zu einem späteren Zeitpunkt erhöht die Wahrscheinlichkeit von Fehlern. Es können Missverständnisse auftreten oder Informationen ungenau wiedergegeben werden, was die Pflegequalität beeinträchtigen kann.

Beispiel: Das Aufschreiben von Medikamentengaben nach der Schicht kann dazu führen, dass die genaue Zeit oder die Dosierung vergessen wird, was zu Verabreichungsfehlern führt. Wenn Frau Schneider ihr Medikament zu einer bestimmten Zeit einnehmen sollte, aber die genaue Uhrzeit nicht dokumentiert wird, könnte dies zu gesundheitlichen Komplikationen führen.

Spätere Dokumentationen erfordern zusätzliche Schritte und Zeitaufwand, was die Effizienz der Arbeitsabläufe mindert. Pflegekräfte müssen ihre Arbeit unterbrechen und sich an vergangene Ereignisse erinnern, was die Produktivität verringert.

Beispiel: Eine Pflegekraft muss nach ihrer Schicht ins Büro zurückkehren, um die Dokumentation nachzuholen, anstatt die Schichtzeit vollständig für die Pflege der Bewohner zu nutzen. Dies führt nicht nur zu zusätzlichem Stress für die Pflegekraft, sondern auch zu weniger Zeit, die direkt den Bewohnern gewidmet werden kann.

Warum eine Echtzeit-Datenübertragung bei der Dokumentation und Automatisierung wichtig sind:

Eine Pflegedokumentation, die in Echtzeit und vollautomatisch in die Software übertragen wird, sorgt dafür, dass alle Informationen stets aktuell sind. Dies ermöglicht eine kontinuierliche Überwachung des Gesundheitszustands der Bewohner und schnelle Reaktionen auf Veränderungen.

Durch die automatische Übertragung der Vitalzeichen-Daten in Echtzeit kann sofort auf gesundheitliche Veränderungen reagiert werden, was zu einer besseren Versorgung und schnellerer Intervention führt. Wenn Frau Wagner beispielsweise plötzlich einen Anstieg ihres Blutdrucks hat, kann dies sofort erkannt und behandelt werden.

Echtzeit-Datenübertragung ermöglicht eine bessere Planung und Koordination der Pflege. Alle an der Pflege beteiligten Personen haben sofort Zugang zu den neuesten Informationen und können ihre Maßnahmen darauf abstimmen.

Fallbeispiel: Pflegekräfte können die Medikamentengabe und andere Pflegeleistungen effizienter planen, wenn sie die aktuellen Gesundheitsdaten der Bewohner direkt zur Verfügung haben. Dies ermöglicht eine flexible und bedarfsgerechte Anpassung der Pflegemaßnahmen.

Durch die Automatisierung der Dateneingabe werden Pflegekräfte von administrativen Aufgaben entlastet und können ihre Zeit und Ressourcen besser für die direkte Pflege der Bewohner nutzen.

Fallbeispiel: Anstatt manuell Daten einzugeben, kann die Pflegekraft ihre Zeit dafür verwenden, mehr Zeit mit den Bewohnern zu verbringen und ihre Bedürfnisse zu erfüllen. Dies führt zu einer erhöhten Zufriedenheit sowohl bei den Bewohnern als auch bei den Pflegekräften.

Automatisierte Systeme reduzieren das Risiko menschlicher Fehler und erhöhen die Genauigkeit und Zuverlässigkeit der Pflegedokumentation. Dies sorgt für eine bessere Datenqualität und eine höhere Sicherheit der Bewohner.

Ein durch KI automatisiertes System, das die Medikamentengaben dokumentiert, stellt sicher, dass die genauen Zeiten und Dosierungen korrekt erfasst werden, ohne das Risiko menschlicher Fehler. Dies ist besonders wichtig für Bewohner, die mehrere Medikamente zu unterschiedlichen Zeiten einnehmen müssen.

Fazit:

Eine Pflegedokumentation, die direkt im Bewohnerzimmer erfolgt und deren Daten in Echtzeit und vollautomatisch in die Software übertragen werden, bietet zahlreiche Vorteile. Sie verbessert die Genauigkeit und Präzision der Daten, spart Zeit und Ressourcen, fördert die Kommunikation und Zusammenarbeit, erhöht die Transparenz und Nachvollziehbarkeit und sorgt für eine kontinuierliche Aktualisierung der Informationen.

Verzögerte Dokumentationen bergen dagegen Risiken wie Informationsverlust, Fehleranfälligkeit und ineffiziente Arbeitsabläufe. Daher ist es von größter Bedeutung, dass die Pflegedokumentation direkt im Bewohnerzimmer erfolgt und die Daten in Echtzeit erfasst und übertragen werden.

Diese Maßnahmen tragen maßgeblich zur Verbesserung der Pflegequalität und zur Schaffung einer menschlichen und effizienten Pflegeumgebung bei.

Durch die Implementierung von Echtzeit-Dokumentation und automatisierter Datenübertragung können Pflegeeinrichtungen sicherstellen, dass die Bedürfnisse der Bewohner stets im Mittelpunkt stehen und die Pflegekräfte optimal unterstützt werden. Dies führt nicht nur zu einer besseren Versorgung der Bewohner, sondern auch zu einer höheren Zufriedenheit und Entlastung der Pflegekräfte, die sich auf ihre eigentlichen Aufgaben konzentrieren können: die menschliche und liebevolle Betreuung der Bewohner.

Für eine Echtzeit-Dokumentation ist eine Infrastruktur wie ein WLAN oder ein 5G Campus Netz notwendig. Wenn Daten am Pflegebett erfasst werden und später im Stationszimmer synchronisiert werden, ist dies ein Anachronismus.

7. Cloud Nutzung für Pflegeheime

Die Nutzung einer Cloud für die Auslagerung von Servern, Software und Telefonanlagen bietet Pflegeheimen zahlreiche Vorteile, sowohl für Einrichtungen mit mehreren Standorten als auch für einzelne Häuser.

Standorte können über eine zentrale Plattform verwaltet werden, was die IT-Administration erheblich vereinfacht und konsistenter gestaltet.

Neue Standorte können schnell und unkompliziert in das bestehende System integriert werden, ohne dass komplexe lokale IT-Infrastrukturen aufgebaut werden müssen.

Durch die Auslagerung in die Cloud werden die Anschaffung und Wartung teurer Serverhardware vor Ort überflüssig.

Flexibles Abrechnungsmodell: Cloud-Dienste bieten oft nutzungsbasierte Abrechnungsmodelle, wodurch Kosten besser kontrolliert und an den tatsächlichen Bedarf angepasst werden können.

Cloud-Anbieter investieren in der Regel in hochmoderne Sicherheitslösungen, die oft besser sind als jene, die sich einzelne Pflegeheime leisten können. Durch die Nutzung der Cloud können Pflegeheime sicherstellen, dass sie aktuelle Datenschutz- und Compliance-Anforderungen erfüllen. Sie garantieren oft eine hohe Verfügbarkeit und schnelle Wiederherstellungszeiten im Falle von Ausfällen.

Daten und Dienste sind in der Cloud redundant gespeichert, was die Ausfallsicherheit erhöht.

Weitere Vorteile für Pflegeheime

Die Einführung und Aktualisierung von Software und Diensten erfolgt in der Cloud deutlich schneller und einfacher als bei lokaler Infrastruktur. Selbst bei wechselnden Anforderungen kann die IT-Infrastruktur flexibel angepasst werden, ohne umfangreiche Investitionen.

Pflegekräfte können von verschiedenen Geräten und Standorten aus auf wichtige Informationen und Systeme zugreifen, was die Effizienz und Mobilität steigert. Cloud-Dienste ermöglichen den einfachen Einsatz fortschrittlicher Technologien wie künstlicher Intelligenz und Datenanalyse zur Verbesserung der Pflegequalität.

Geringerer Wartungsaufwand: Die Wartung und Aktualisierung der IT-Infrastruktur erfolgt durch den Cloud-Anbieter, was den internen IT-Aufwand erheblich reduziert.

Cloud-Anbieter bieten in der Regel umfassenden technischen Support, der Probleme schnell und effizient lösen kann.

Cloud-Anbieter haben oft strengere Sicherheitsprotokolle und können besseren Schutz gegen Cyberangriffe bieten. Durch die Nutzung von Cloud-Diensten können Pflegeheime ihren Energieverbrauch und ihren ökologischen Fußabdruck reduzieren, da Cloud-Rechenzentren oft energieeffizienter arbeiten.

Die Zukunft der Cloud in der Altenpflege.

Kennen Sie Gaia-X?
Fragen Sie doch einmal ihren IT Dienstleister, wie er sich auf Gaia-X und dessen Nutzung vorbereitet. Die Antworten sind spannend, da aus meiner Erfahrung Deutschland leider immer noch weit weg von Innovationen denkt. Dies nicht nur in der Altenpflege.
Gaia-X ist eine europäische Initiative, die darauf abzielt, eine sichere, souveräne und offene Dateninfrastruktur zu schaffen. Unabhängig von den großen Anbietern wie sie meist in den USA anzutreffen sind. Diese Initiative hat

das Potenzial, viele Bereiche zu revolutionieren, darunter auch die Altenpflege.

In der Altenpflege kann Gaia-X durch die Einführung von Edge-Computing-Lösungen und Gaia-X-konformen Technologien den Zeitdruck lindern. Durch die automatische Erfassung und Dokumentation von Vitalparametern mittels Sensoren und Pflegerobotern können Pflegekräfte entlastet werden. Die Daten werden lokal verarbeitet und anschließend in Pflegedokumentationssysteme überführt.

Die Schirmherrschaft über Gaia-X liegt bei verschiedenen nationalen Hubs, darunter der Gaia-X Hub Deutschland. Dieser Hub fungiert als Anlaufstelle für Unternehmen, Organisationen und Interessierte, um Informationen auszutauschen und zu vernetzen.

Bis jetzt wurden erhebliche finanzielle Mittel in Gaia-X-Projekte investiert. Beispielsweise hat Gaia-X Co.Ltd. in verschiedene Projekte investiert, darunter auch solche im Gesundheitsbereich.

Wichtige deutsche Akteure in der Gaia-X-Community sind unter anderem Siemens Healthineers, Bayern Innovativ, Charité Berlin und Fraunhofer-Institute. Diese Akteure arbeiten daran, praktische Anwendungen von

Gaia-X in verschiedenen Branchen zu entwickeln und umzusetzen.

Um diese Innovation nutzen zu können, müssen in einem Pflegeheim offene Systeme bestehen, keine Insellösungen, die leider viel zu oft zu sehen sind. Auch Start-ups mit wirklich guten Innovationen sehe ich oft zu isoliert.

Ein wichtiges Beispiel für die Innovation von Gaia.-X sind digitale Datenclones. In Gaia-X beziehen sich auf die Erstellung von sicheren und transparenten Kopien von Daten, die in einem vertrauenswürdigen Umfeld gespeichert und verarbeitet werden. Diese Datenclones ermöglichen es, dass Daten sicher geteilt und interoperabel zwischen verschiedenen Systemen und Anwendungen verwendet werden können, während gleichzeitig die Datensouveränität und der Schutz der Privatsphäre gewährleistet bleiben.

Ein Datenclone wird erstellt, indem eine exakte Kopie der Originaldaten (zum Beispiel einem Röntgenbild) angefertigt wird. Dies geschieht meist in einem sicheren und vertrauenswürdigen Umfeld, um die Integrität und Sicherheit der Daten zu gewährleisten.

Der Prozess kann wie folgt beschrieben werden:

Die Originaldaten werden gelesen und in ein neues, identisches Datensatzduplikat kopiert.

Der Datenclone wird in einem sicheren Speicherort abgelegt, der oft speziell für solche Zwecke eingerichtet ist.

Nun kann der Datenclone für verschiedene Anwendungen und Analysen verwendet werden, ohne das Original zu verändern.

Der Datenclone kann in der Regel von den Personen oder Entitäten gelöscht werden, die ihn erstellt haben, oder von denen, die administrative Rechte über die gespeicherten Daten besitzen.

Je nach System und Sicherheitsvorgaben können auch bestimmte Benutzerrollen mit entsprechenden Berechtigungen versehen werden, um Datenclones zu löschen.

Die Originaldaten verbleiben in ihrem ursprünglichen Speicherort und werden nicht durch den Klon-Prozess verändert.

Sie können weiterhin unabhängig vom Datenclone verwendet, geändert oder gespeichert werden.

Diese Verfahren sorgen dafür, dass Daten sicher, konsistent und transparent verarbeitet und verwendet werden können, ohne das Risiko, die Originaldaten zu gefährden.

Vorteile für Menschen und ihre Daten:

Datenclones ermöglichen eine sichere Speicherung und Verarbeitung von Daten, was das Risiko von Datenverlust oder -diebstahl verringert.

Durch die Verwendung von festen Standards und offenen Schnittstellen wird die Transparenz erhöht, sodass Benutzer genau wissen, wie ihre Daten verwendet werden.

Datenclones erleichtern den Austausch und die Nutzung von Daten zwischen verschiedenen Systemen und Anwendungen, was die Effizienz und Flexibilität erhöht.

Die europäischen Datenschutzstandards, wie die DSGVO, werden strikt eingehalten, wodurch die Privatsphäre der Benutzer geschützt wird.

Diese Maßnahmen tragen dazu bei, dass Menschen ihre Daten sicher und kontrolliert nutzen können, während gleichzeitig die Vorteile der digitalen Transformation genutzt werden.

Die Initiative wird stark vom Bundesministerium für Wirtschaft und Klimaschutz unterstützt und zielt darauf ab, eine sichere, transparente und interoperable Dateninfrastruktur zu schaffen. Durch die Einhaltung europäischer Datenschutzstandards und die Förderung von offenen Technologien könnte Gaia-X eine zentrale Rolle in der digitalen Infrastruktur Deutschlands und Europas, auch in der Altenpflege einnehmen.

8. Digitalisierung in der Altenpflege

Die Digitalisierung ist ein bedeutender Schritt in die Zukunft, der eine Vielzahl von Vorteilen und Möglichkeiten eröffnet. In einer Welt, die zunehmend von digitalen Technologien geprägt ist, ist es entscheidend, die Potenziale dieser modernen Innovationen zu erkennen und bestmöglich zu nutzen.

Die Digitalisierung umfasst weit mehr als nur den Einsatz von Computern und Smartphones. Sie beinhaltet die Automatisierung von Prozessen, den Einsatz künstlicher Intelligenz, die Vernetzung von Geräten und die Erfassung und Analyse von Daten. Diese Technologien helfen uns, effizienter zu arbeiten, fundiertere Entscheidungen zu treffen und unsere täglichen Abläufe zu optimieren. In der Pflege können digitale Lösungen beispielsweise dazu beitragen, die Arbeitslast zu reduzieren, indem sie Routineaufgaben übernehmen und so mehr Zeit für die zwischenmenschliche Interaktion schaffen.

Ein wesentlicher Aspekt der Digitalisierung ist die Verbesserung der Pflegequalität. Durch den Einsatz digitaler Tools können Pflegekräfte schneller und präziser auf die Bedürfnisse der zu Pflegenden reagieren. So ermöglicht die digitale Erfassung von Vitalwerten eine kontinuierliche Überwachung des Gesundheitszustands, was zu einer besseren medizinischen Versorgung und einer frühzeitigen Erkennung von gesundheitlichen Problemen führt.

Darüber hinaus fördert die Digitalisierung die Zusammenarbeit und Kommunikation innerhalb des Pflegeteams. Digitale Plattformen ermöglichen den Austausch von Informationen in Echtzeit, wodurch Missverständnisse vermieden und die Effizienz erhöht werden. Dies trägt zu einer besseren Koordination der Pflegeleistungen und einer optimalen Betreuung der Pflegebedürftigen bei.

Die Notwendigkeit der Digitalisierung in der Altenpflege wird durch verschiedene aktuelle Herausforderungen unterstrichen. Der Fachkräftemangel ist eine der größten Hürden im Pflegebereich.

Durch digitale Lösungen können Pflegekräfte entlastet und administrative Aufgaben effizienter gestaltet werden, sodass mehr Zeit für die persönliche Betreuung bleibt. Dies verbessert nicht nur die Arbeitsbedingungen für Pflegekräfte, sondern auch die Lebensqualität der Pflegebedürftigen.

Ein weiterer wichtiger Aspekt ist die Verbesserung der Dokumentation und Kommunikation. Digitale Tools ermöglichen eine präzise und schnelle Erfassung von Vitalwerten, eine lückenlose Dokumentation direkt am Point of Care und eine verbesserte Kommunikation zwischen allen Beteiligten. Dies führt zu einer höheren Transparenz und Sicherheit in der Pflege. Mit der Digitalisierung werden auch neue Möglichkeiten der Telemedizin eröffnet, die den Zugang zu medizinischer Versorgung insbesondere in ländlichen Gebieten verbessert.

Fördermittel und finanzielle Unterstützung spielen ebenfalls eine bedeutende Rolle bei der Umsetzung der Digitalisierung in der Altenpflege. Zahlreiche Programme und Initiativen bieten finanzielle Unterstützung für die Anschaffung und Implementierung digitaler Technologien. Dies erleichtert Pflegeeinrichtungen den Übergang in die digitale Welt und trägt zur langfristigen Verbesserung der Pflegeleistungen bei.

Es ist essenziell für alle Beteiligten zu erkennen, dass Digitalisierung und der Einsatz von KI kein einmaliger Akt sind, sondern ein fortlaufender Prozess.

Noch im Jahr 2024 begegnete ich Pflegeheimbetreibern, die weiterhin handschriftliche Dokumentationen nutzen. Einer meiner Kunden argumentierte gegen eine digitale Pflegedokumentation: „Wir warten auf eine Lösung, die einfach zu implementieren ist und keine fortlaufenden Kosten verursacht."

Aber man kann die Digitalisierung nicht wie einen Bürostuhl einmal kaufen und dann zehn Jahre nutzen. Digitalisierung ist ein Werkzeug, das sich ständig weiterentwickelt. Technik erfordert Wartung und Service, ähnlich wie eine Heizungsanlage oder ein Auto.

Die kontinuierliche Anpassung und Pflege dieser Technologien sind unerlässlich, um die Effizienz und Qualität der Pflege langfristig zu sichern.

Ein Blick auf unsere europäischen Nachbarn offenbart, dass dieses Problem eindeutig hausgemacht und Deutschland oft fest im Griff hat.

Zusammenfassend lässt sich sagen, dass die Digitalisierung nicht nur eine technische Entwicklung ist, sondern einen tiefgreifenden Wandel darstellt, der uns dabei hilft, die Pflege menschlicher und effektiver zu gestalten.

Sie bietet uns die Möglichkeit, die Herausforderungen unserer Zeit zu meistern und gleichzeitig die Qualität der Pflege zu verbessern. Durch den Einsatz digitaler Lösungen können wir eine Zukunft schaffen, in der die

Pflegebedürftigen im Mittelpunkt stehen und bestmöglich betreut werden.

Wie Sie bestimmt schon bemerkt haben, schreibe ich in diesem Buch nicht über bestimmte Lösungen oder Anbieter. Dies hat einen Grund: Digitalisierung ist immer individuell zu betrachten. Suchen Sie sich für ihr Vorhaben einen Berater mit echter Expertise im Bereich der Digitalisierung in der Altenpflege. Es gibt aus meiner Sicht keine Universal-Lösung eines einziger Herstellers.

Historischer Überblick und aktuelle Trends der Digitalisierung in der Altenpflege:

Die Digitalisierung hat in den letzten Jahrzehnten eine immense Entwicklung durchlaufen und dabei nahezu alle Bereiche unseres Lebens transformiert. Auch die Altenpflege hat von diesen Fortschritten profitiert. Lassen Sie uns einen Blick auf die historische Entwicklung und die aktuellen Trends werfen, die die Digitalisierung in der Altenpflege prägen.

Historischer Überblick:
In den Anfängen der Digitalisierung, in den 1970er und 1980er Jahren, standen die Automatisierung von Verwaltungsprozessen und die Einführung von Computersystemen im Vordergrund. Diese Entwicklungen fanden zunächst in großen Unternehmen

und öffentlichen Verwaltungen statt, während der Gesundheits- und Pflegebereich sich erst später den technologischen Fortschritten öffnete.

In den 1990er Jahren begann die Digitalisierung langsam, auch in die Gesundheits- und Pflegebranche einzuziehen. Krankenhäuser und Pflegeeinrichtungen führten erste elektronische Gesundheitssysteme ein, um die Patientendaten zu verwalten und die Kommunikation zwischen den Fachkräften zu verbessern. Diese Systeme waren jedoch oft isolierte Insellösungen, die nicht miteinander vernetzt waren, was die Effizienz und den Informationsaustausch einschränkte.

So gab es in dieser Zeit zum Beispiel Lichtrufanlagen, die Textmeldungen beim Notruf von Bewohnern auf die DECT Telefone sendeten, damit diese schneller informiert wurden.

Im 21. Jahrhundert nahm die Digitalisierung weiter an Fahrt auf. Die Verbreitung des Internets und mobiler Technologien eröffnete neue Möglichkeiten für die Vernetzung und den Datenaustausch.

Pflegeeinrichtungen begannen damit eine digitale Pflegedokumentation einzuführen, die es ermöglichte, Pflegeberichte und -pläne elektronisch zu erfassen und zu verwalten. Dies trug dazu bei, die Dokumentation zu vereinfachen und die Qualität der Pflege zu verbessern.

Aktuelle Trends:
Die heutigen Trends in der Digitalisierung der Altenpflege sind geprägt von schnellen technologischen Fortschritten und dem Bestreben, die Pflegequalität zu verbessern und den Pflegekräften mehr Zeit für die persönliche Betreuung zu ermöglichen.
Hier sind einige der wichtigsten Trends.

Künstliche Intelligenz (KI):
KI wird zunehmend in der Altenpflege eingesetzt, um die Pflegeplanung zu optimieren, gesundheitliche Risiken frühzeitig zu erkennen und personalisierte Pflegepläne zu erstellen. KI-gestützte Systeme können große Mengen an Patientendaten analysieren und so wertvolle Einblicke liefern, die den Pflegekräften helfen, bessere Entscheidungen zu treffen.

Telemedizin und Fernüberwachung:
Telemedizinische Lösungen ermöglichen es Pflegebedürftigen, ärztliche Konsultationen und Untersuchungen bequem aus dem Pflegeheim aus durchzuführen. Fernüberwachungssysteme erfassen Vitalwerte in Echtzeit und übermitteln diese an die Pflegekräfte, sodass Gesundheitsveränderungen schnell erkannt und entsprechend gehandelt werden kann.

Internet of Things (IoT):
Das IoT vernetzt verschiedene Geräte und Sensoren, die in der Altenpflege eingesetzt werden. Zum Beispiel können intelligente Betten oder Lampen den Schlafrhythmus überwachen oder Sensoren Stürze erkennen und Alarm schlagen. Diese Technologien tragen dazu bei, die Sicherheit und das Wohlbefinden der Pflegebedürftigen zu erhöhen.

Pflegedokumentation am Point of Care:
Mobile Geräte wie Smartphones oder Terminals in den Bewohnerzimmern ermöglichen es Pflegekräften, die Pflegedokumentation direkt am Point of Care zu erfassen. Dies spart Zeit und reduziert den Verwaltungsaufwand, sodass mehr Zeit für die direkte Pflege zur Verfügung steht.

Fallabschließende Prozessierung:
Meldungen der Lichtrufanlage auf Smartphones der Pflegekräfte lösen ja in der Regel einen Dokumentationsprozess aus. Heutige Lichtrufanlagen können bei Notrufen direkt eine Dokumentation anstoßen. Rufdauer, Reaktionsdauer, Verweildauer und Assistenzrufe werden protokolliert. Aus dem Kontext von einem Gespräch der Pflegekraft und gepflegter Person können Dokumentationsvorschläge erstellt werden, die von der Pflegekraft nur noch bestätigt werden müssen.

Auch andere Vorgänge, wie zum Beispiel das Duschen in der Nasszelle kann über einen Feuchtigkeitssensor zeitlich erfasst und vollautomatisch protokolliert werden. Diese Berichte können auch Angehörigen zur Verfügung gestellt werden, falls es hier zu unberechtigten Beschwerden kommt.

Attraktive Arbeitgeber durch Digitalisierung:
Pflegeeinrichtungen, die auf moderne digitale Lösungen setzen, werden zunehmend als attraktive Arbeitgeber wahrgenommen. Dies kann dazu beitragen, dem Fachkräftemangel entgegenzuwirken und qualifiziertes Personal zu gewinnen.

Integration und Vernetzung:
Der Trend geht weg von isolierten Insellösungen hin zu integrierten, vernetzten Systemen. Dies ermöglicht einen nahtlosen Informationsfluss und eine bessere Zusammenarbeit zwischen verschiedenen Akteuren im Pflegeprozess.

Risiken der Digitalisierung in der Altenpflege

Obwohl die Digitalisierung in der Altenpflege viele Vorteile mit sich bringt, gibt es auch einige Risiken, die berücksichtigt werden müssen. Diese Risiken zu erkennen und angemessen zu managen, ist entscheidend, um die Chancen der Digitalisierung optimal zu nutzen.

Eines der größten Risiken der Digitalisierung ist der Schutz sensibler Daten. In der Altenpflege werden zahlreiche persönliche und medizinische Daten erfasst und verarbeitet. Wenn diese Daten nicht ausreichend geschützt werden, können sie in falsche Hände geraten, was schwerwiegende Folgen für die betroffenen Personen haben könnte. Pflegeeinrichtungen müssen daher strenge Datenschutzrichtlinien und moderne Sicherheitstechnologien implementieren, um die Integrität und Vertraulichkeit der Daten zu gewährleisten.

Mit der Einführung digitaler Systeme entsteht eine Abhängigkeit von der Technologie. Technische Störungen, Systemausfälle oder Cyberangriffe können den Pflegealltag erheblich beeinträchtigen.

Um dies zu vermeiden, müssen Pflegeeinrichtungen zuverlässige technische Infrastrukturen aufbauen und Notfallpläne für den Fall von Störungen entwickeln. Regelmäßige Wartung und Updates der Systeme sind ebenfalls unerlässlich, um einen reibungslosen Betrieb sicherzustellen.

Die zunehmende Automatisierung und der Einsatz von Künstlicher Intelligenz werfen ethische Fragen auf.

Beispielsweise könnte die Gefahr bestehen, dass Maschinen menschliche Pflegekräfte ersetzen, was die menschliche Wärme und Empathie in der Pflege verringern könnte. Es ist wichtig, dass digitale Technologien in der Altenpflege unterstützend und nicht ersetzend eingesetzt werden. Die menschliche Interaktion sollte stets im Mittelpunkt stehen, während Technologien zur Entlastung und Verbesserung der Pflege beitragen.

Die Einführung digitaler Lösungen kann mit erheblichen Kosten verbunden sein. Insbesondere kleinere Pflegeeinrichtungen könnten Schwierigkeiten haben, die notwendigen Investitionen zu tätigen.

Zusätzlich erfordert die Implementierung neuer Technologien auch Schulungen für das Pflegepersonal, was weitere Ressourcen bindet. Es ist wichtig, dass Pflegeeinrichtungen Zugang zu Fördermitteln und finanzieller Unterstützung erhalten, um die Digitalisierung erfolgreich umzusetzen.

Ein weiteres Risiko liegt in der Akzeptanz neuer Technologien durch das Pflegepersonal und die Pflegebedürftigen. Veränderungen können zunächst auf Widerstand stoßen, insbesondere wenn das Personal nicht ausreichend geschult ist oder die Vorteile der Digitalisierung nicht klar kommuniziert werden. Um dies zu überwinden, sollten Pflegekräfte umfassend in den neuen Technologien geschult und deren Nutzen deutlich gemacht werden. Auch die Einbindung der Pflegebedürftigen und ihrer Angehörigen in den Digitalisierungsprozess ist wichtig, um Akzeptanz und Vertrauen zu fördern.

Ein weiterer Aspekt ist der digitale Ausschluss bestimmter Bevölkerungsgruppen. Ältere Menschen oder solche mit eingeschränktem Zugang zu digitalen Technologien könnten Schwierigkeiten haben, sich an die neuen Systeme anzupassen. Es ist daher wichtig, digitale Lösungen so zu gestalten, dass sie benutzerfreundlich und barrierefrei sind, um allen Menschen den Zugang zu ermöglichen.

Politische Einflussnahme kann die Digitalisierung durchaus bremsen. Es gibt mehrere Wege, wie dies geschehen kann: Regulierung und Bürokratie: Strenge Regulierungen und bürokratische Hürden können die Einführung und Umsetzung digitaler Technologien verlangsamen. Wenn politische Entscheidungsträger zu viele Vorschriften erlassen oder den Prozess der Genehmigung und Implementierung digitaler Projekte kompliziert gestalten, kann dies die Digitalisierung behindern.

Politische Entscheidungen, die zu einer unzureichenden Finanzierung von Digitalisierungsprojekten führen, können ebenfalls ein Hindernis darstellen. Ohne ausreichende finanzielle Mittel können wichtige Projekte nicht realisiert werden, was den Fortschritt verlangsamt.

Politische Prioritäten. Wenn die Digitalisierung nicht als politische Priorität angesehen wird, kann dies dazu führen, dass andere Themen bevorzugt behandelt werden. Dies kann die Ressourcen und Aufmerksamkeit von Digitalisierungsinitiativen abziehen und deren Fortschritt behindern.

Politische Akteure, die Veränderungen skeptisch gegenüberstehen oder die bestehenden Strukturen beibehalten möchten, können die Einführung neuer Technologien verzögern. Dies kann durch das Blockieren von Gesetzesänderungen oder durch die Förderung traditioneller Ansätze geschehen.

Wenn politische Entscheidungsträger nicht über ausreichende Kenntnisse und Verständnis für digitale Technologien verfügen, können sie Entscheidungen treffen, die den Fortschritt behindern. Dies kann zu ineffektiven Strategien und fehlgeleiteten Investitionen führen.

Es ist wichtig, dass politische Entscheidungsträger die Bedeutung der Digitalisierung erkennen und aktiv Maßnahmen ergreifen, um deren Fortschritt zu unterstützen.

Dies erfordert eine klare Vision, angemessene Finanzierung und die Bereitschaft, bürokratische Hürden abzubauen.

9. Digitalisierung von Prozessen

In meiner Tätigkeit habe ich folgende Szene „live“ miterlebt: Ein Bewohner, der unter starker akuter Hypertonie litt, benötigte zur Überwachung seines Gesundheitszustands mehrmals täglich eine Blutdruckmessung.

Zwei Pflegekräfte kamen mit einer Hängekartei hierzu zum Zimmer des Bewohners. Eine der Pflegekräfte begrüßte den Bewohner herzlich, trat zu ihm und legte ihm das Blutdruckmessgerät an. Nach der Messung rief sie die ermittelten Werte laut in den Flur hinaus, sodass sie für alle Anwesenden deutlich hörbar waren.

Die zweite Pflegekraft, die draußen wartete, notierte die Werte mit einem Kugelschreiber auf einem Stück Papier.

Dies kann deutlich fortschrittlicher aussehen: Moderne Blutdruckmessgeräte sind in der Lage, Vitalwerte per Bluetooth direkt in die vorhandene Pflegedokumentation zu übertragen, nachdem die Pflegekraft die Werte mit einem einfachen Tastendruck freigegeben hat.

Weitere wichtige Informationen zur Messung, wie beispielsweise, dass der Bewohner kurz zuvor die Treppe hinaufgelaufen ist, können per Sprachaufnahme hinzugefügt und automatisch in Textform in der Pflegedokumentation hinterlegt werden.

Diese Funktion ist zudem in vielen verschiedenen Sprachen verfügbar, sodass Informationen automatisch in Deutsch übersetzt und als Text dokumentiert werden. Dadurch wird nicht nur die Genauigkeit und Effizienz der Datenerfassung erhöht, sondern auch die sprachliche Barriere überwunden, was den Pflegealltag erheblich erleichtert.

Diese Szene verdeutlicht die Herausforderungen und den Bedarf an sensibler und privater Handhabung von Gesundheitsdaten sowie die Möglichkeiten, die Digitalisierung bietet, um solche Prozesse effizienter und diskreter zu gestalten.

In der Altenpflege stehen Pflegekräfte täglich vor der Herausforderung, neben der intensiven Betreuung der Bewohner auch umfangreiche administrative Aufgaben zu bewältigen.

Diese administrativen Aufgaben können zeitaufwendig und mühsam sein, wodurch wertvolle Zeit verloren geht, die besser für die direkte Bewohnerpflege und zwischenmenschliche Interaktionen genutzt werden könnte.

Hier kommt die Digitalisierung ins Spiel, insbesondere die Automatisierung durch künstliche Intelligenz (KI), um diesen Bereich zu revolutionieren und die Pflege effizienter und menschlicher zu gestalten.

Was bedeutet Automatisierung in der Altenpflege?

Automatisierung bedeutet, dass wiederholbare, manuelle Aufgaben durch den Einsatz von Technologie übernommen werden, um Arbeitsabläufe zu optimieren und zu vereinfachen. In der Altenpflege können das beispielsweise Aufgaben wie die Verwaltung von Patientendaten, Terminplanung, Dokumentation, Kommunikation und Ressourcenmanagement sein.

Durch die Digitalisierung dieser Prozesse können Pflegekräfte erheblich entlastet und die Qualität der Pflege verbessert werden.

Künstliche Intelligenz spielt eine Schlüsselrolle bei der Automatisierung von Verwaltungsaufgaben. KI-Systeme sind in der Lage, große Mengen an Daten schnell und präzise zu verarbeiten, Muster zu erkennen und Entscheidungen zu treffen, die sonst manuelle Eingriffe erfordern würden.

KI kann Patientendaten automatisch erfassen und analysieren, um Pflegepläne zu erstellen und anzupassen. Dies reduziert den Verwaltungsaufwand erheblich und stellt sicher, dass die Pflege individuell und bedarfsgerecht erfolgt.

KI kann die Terminplanung optimieren, indem sie Verfügbarkeiten von Pflegekräften und Bewohnern berücksichtigt und automatisch Termine koordiniert. Dadurch werden Überbuchungen vermieden und der Tagesablauf wird effizienter gestaltet.

Dokumentation und Berichterstattung:
Diese digitalen Systeme ermöglichen es, eine Pflegedokumentation schnell und einfach zu erstellen und zu verwalten. KI kann hierbei helfen, indem sie automatisch die notwendigen Berichte generiert und wichtige Informationen hervorhebt, die für die Pflegeplanung relevant sind.

Die Automatisierung von Verwaltungsaufgaben in der Altenpflege bringt zahlreiche Vorteile mit sich, sowohl für die Pflegekräfte als auch für die Bewohner.

Durch die Automatisierung entfällt die manuelle Bearbeitung vieler Aufgaben, was wertvolle Zeit freisetzt. Diese gewonnene Zeit kann für die direkte Pflege und die persönliche Betreuung der Bewohner genutzt werden.

Automatisierte Prozesse sind in der Regel schneller und fehlerfreier als manuelle. Dies führt zu einer erhöhten Effizienz und einer besseren Organisation des Pflegealltags.

Mit der Zeit, die durch die Automatisierung gewonnen wird, können Pflegekräfte mehr Zeit mit den Bewohnern verbringen und sich intensiver um deren Bedürfnisse kümmern. Dies trägt zu einer höheren Zufriedenheit und einem besseren Wohlbefinden der Bewohner bei.

Digitale Systeme ermöglichen eine lückenlose Dokumentation aller Pflegeprozesse. Dies sorgt für mehr Transparenz und Nachvollziehbarkeit, was insbesondere in Bezug auf die Einhaltung von Pflegestandards und gesetzlichen Vorschriften wichtig ist.

Pflegekräfte werden von administrativen Aufgaben entlastet und können sich auf ihre Kernaufgaben konzentrieren. Dies führt zu einer höheren Arbeitszufriedenheit und kann dazu beitragen, den Fachkräftemangel in ihrem Haus zu mindern.

Natürlich bringt eine durchgängige Automatisierung auch Herausforderungen mit sich, die es zu bewältigen gilt:
Die Einführung neuer Technologien erfordert eine gewisse Anpassungsbereitschaft von den Pflegekräften und den Verwaltungsmitarbeitern. Um die Akzeptanz zu

fördern, sind umfassende Schulungen und eine klare Kommunikation der Vorteile der Digitalisierung wichtig.

Der Schutz sensibler Patientendaten hat oberste Priorität. Pflegeeinrichtungen müssen daher sicherstellen, dass die eingesetzten Systeme den höchsten Sicherheitsstandards entsprechen und kontinuierlich gewartet werden.

Die Anschaffung und Implementierung digitaler Systeme kann mit hohen Kosten verbunden sein. Hier können die Expertise von Beratern, Förderprogramme und finanzielle Unterstützung helfen, die notwendigen Investitionen zu tätigen und die Digitalisierung voranzutreiben.

Die Automatisierung von Verwaltungsaufgaben in der Altenpflege durch Digitalisierung und künstliche Intelligenz bietet eine vielversprechende Möglichkeit, die Pflege effizienter und menschlicher zu gestalten. Durch den gezielten Einsatz moderner Technologien können Pflegekräfte entlastet, die Pflegequalität verbessert und die Zufriedenheit der Bewohner gesteigert werden. Es ist eine spannende Entwicklung, die uns zeigt, wie Technologie und Menschlichkeit Hand in Hand gehen können, um die Altenpflege in eine bessere Zukunft zu führen.

Konkrete Anwendungsbeispiele

KI kann Patientendaten automatisch erfassen und analysieren, um individuelle Pflegepläne zu erstellen und anzupassen. Dies reduziert den Verwaltungsaufwand und stellt sicher, dass die Pflege bedarfsgerecht erfolgt.

Auch kann KI die Terminplanung optimieren, indem sie die Verfügbarkeiten von Pflegekräften und Bewohnern berücksichtigt und automatisch Termine koordiniert. Dies vermeidet Überbuchungen und sorgt für einen reibungslosen Tagesablauf.

Digitale Systeme ermöglichen es, die Pflegedokumentation schnell und einfach zu erstellen. KI kann hierbei helfen, indem sie automatisch Berichte generiert und wichtige Informationen hervorhebt.

Natürlich gibt es bei der Automatisierung auch Herausforderungen:

Aus meiner Sicht ist es unerlässlich, dass Pflegekräfte von Anfang an in Digitalisierungsprozesse einbezogen werden. Nur so kann die Akzeptanz gesteigert und eine effiziente Nutzung der digitalen Technologien in der Zukunft besser sichergestellt werden. Ihre wertvollen Einsichten und praktischen Erfahrungen sind von unschätzbarem Wert für die wirklich erfolgreiche Implementierung und Nutzung digitaler Lösungen.

Bei meinen Beratungsterminen lege ich daher großen Wert darauf, dass die Fachkräfte aus der Pflege aktiv mit eingebunden sind. Ihre Teilnahme und ihr Feedback sind entscheidend, um sicherzustellen, dass die Digitalisierung den tatsächlichen Bedürfnissen und Herausforderungen des Pflegealltags gerecht wird.

Wie die Automatisierung im Alltag aussehen kann

Um die praktischen Vorteile der Automatisierung greifbarer zu machen, betrachten wir, wie die Digitalisierung und KI den Alltag in Pflegeeinrichtungen verändern können:

Elektronische Gesundheitsakten: Diese ermöglichen eine zentrale Erfassung aller Gesundheitsdaten eines Bewohners. Pflegekräfte können jederzeit auf aktuelle Informationen zugreifen, was die Betreuung vereinfacht und die Versorgung verbessert. Pflegekräfte können diese Daten gezielt vom Smartphone per Spracheingabe abfragen.

KI-gestützte Systeme können dabei helfen, den Medikamentenbedarf der Bewohner zu überwachen und sicherzustellen, dass die richtigen Medikamente zur richtigen Zeit verabreicht werden.

KI-basierte Chatbots oder Sprachassistenten können Fragen der Bewohner beantworten, Erinnerungen senden und einfache Aufgaben übernehmen, was das Pflegepersonal entlastet.

Sensoren können Bewegungen und Vitalwerte überwachen und bei ungewöhnlichen Aktivitäten oder Notfällen sofort Alarm schlagen, was die Sicherheit der Bewohner erhöht.

Lichtrufanlagen in Pflegeheimen dienen den Bewohnern zur Signalisierung von Notfällen und zur Anforderung von Hilfe. Dies geschieht oft durch das Drücken eines Notruftasters. Sensoren, wie zum Beispiel im Ohr, können Notrufe automatisiert auslösen, wenn diese beispielsweise eine zu niedrige Sauerstoffsättigung bemerken.

Beim Auslösen eines Notrufs wird in der Regel ein Pflegeprozess initiiert, der ordnungsgemäß dokumentiert werden muss. Moderne Lichtrufanlagen sind in der Lage, diese Notrufe automatisch in die Pflegedokumentation zu integrieren. Darüber hinaus können sie die Dauer des Rufes sowie die Verweilzeit der Pflegekräfte erfassen. Diese automatisierte Erfassung und Dokumentation trägt zu einer effizienteren Personalplanung bei und unterstützt die Optimierung der Pflegeprozesse.

Zukunftsaussichten

Die Digitalisierung und Automatisierung in der Altenpflege ist als niemals endender Prozess zu sehen. Die zukünftigen Entwicklungen sind vielversprechend. Mit fortschreitender Technologie werden die Systeme immer leistungsfähiger und benutzerfreundlicher. Es ist zu erwarten, dass KI und digitale Lösungen in den nächsten Jahren stark an Bedeutung gewinnen und einen immer größeren Beitrag zur Verbesserung der Altenpflege leisten werden.

Während die Automatisierung von Verwaltungsaufgaben durch Digitalisierung und künstliche Intelligenz in der Altenpflege viele Vorteile mit sich bringt, gibt es auch einige Risiken, die sorgfältig berücksichtigt und gemanagt werden müssen.

Eine weitere Herausforderung besteht in der Abhängigkeit von Technologieanbietern. Wenn Pflegeeinrichtungen auf bestimmte Softwarelösungen angewiesen sind, können sie bei Änderungen oder Ausfällen der Anbieterprobleme bekommen. Um dies zu vermeiden, ist es ratsam, auf offene Standards und interoperable Systeme zu setzen, die den Wechsel zwischen verschiedenen Anbietern erleichtern und die Abhängigkeit reduzieren.

Die Qualität und Zuverlässigkeit von KI-Systemen sind ebenfalls kritische Punkte. Wenn die zugrunde liegenden Daten unvollständig oder fehlerhaft sind, können KI-Algorithmen falsche Schlussfolgerungen ziehen und dadurch die Pflege beeinträchtigen.

Es ist wichtig, dass die eingesetzten KI-Systeme regelmäßig überprüft und validiert werden, um sicherzustellen, dass sie korrekte und verlässliche Ergebnisse liefern. KI Halluzinationen sind ein bekanntes Problem: KI-Halluzinationen treten auf, wenn eine Künstliche Intelligenz (KI) falsche oder irreführende Informationen erzeugt, die nicht der Realität entsprechen. Das kann passieren, wenn die KI aufgrund ihrer Trainingsdaten oder der Art und Weise, wie sie Anfragen interpretiert, inkorrekte Aussagen macht oder Fakten erfindet. Diese „Halluzinationen“ sind ein bekanntes Problem in der KI-Forschung.

Die Automatisierung von Verwaltungsaufgaben in der Altenpflege durch Digitalisierung und Künstliche Intelligenz bietet viele Vorteile, birgt jedoch auch eine Reihe von Risiken. Indem wir uns dieser Risiken bewusst sind und geeignete Maßnahmen ergreifen, um sie zu minimieren, können wir die Chancen der Digitalisierung optimal nutzen.

Notwendig ist es einen ausgewogenen Ansatz zu verfolgen, der sowohl die Effizienzsteigerung als auch die menschliche Fürsorge in den Mittelpunkt stellt. Durch eine sorgfältige Planung, Schulung und Implementierung können wir eine bessere und sicherere Zukunft für die Altenpflege schaffen.

10. Künstliche Intelligenz in der Pflege

Einsatzmöglichkeiten und Chancen

Die Geschichte von Karl: Ein Freund und Helfer im Altenheim

In einem beschaulichen Altenpflegeheim inmitten grüner Hügel und blühender Gärten lebt ein ganz besonderer Bewohner: Karl, ein sozialer Roboter, ausgestattet mit modernster KI. Er ist mehr als nur ein technisches Wunderwerk – er ist ein geschätztes Mitglied der Gemeinschaft und ein unverzichtbarer Begleiter für die älteren Menschen dort.

Jeden Morgen begrüßt Karl die Bewohner mit einem warmen Lächeln auf seinem Display und einer freundlichen Stimme: „Guten Morgen, Frau Müller! Wie haben Sie geschlafen?" Er kann sich Namen, Vorlieben und Geschichten merken, was ihn zu einem besonders empathischen Gesprächspartner macht. Karl spricht nicht nur über das Wetter oder das Tagesmenü, sondern fragt auch nach dem Wohlbefinden und den Wünschen der Bewohner.

Karl sorgt durch abwechslungsreiche Spiele und Quizfragen für Unterhaltung und fördert gleichzeitig die kognitiven Fähigkeiten der Bewohner. Er spricht

Gedichte vor, erzählt spannende Geschichten und fordert zu gemeinsamen Gedächtnisspielen heraus. Einmal organisierte Karl sogar einen kleinen Leseabend, bei dem er die Bewohner einlud, ihre Lieblingsgedichte vorzutragen. Diese interaktiven Aktivitäten bereichern den Alltag und fördern die geistige Fitness der Bewohner.

Karl ist auch ein organisatorisches Wunder. Er kümmert sich um die Terminvereinbarungen für Friseurbesuche, Podologie-Sitzungen und andere wichtige Termine. „Herr Schneider, möchten Sie morgen einen Termin beim Friseur wahrnehmen?“ fragt er höflich und sorgt dafür, dass kein Termin vergessen wird. Die Bewohner müssen sich keine Sorgen mehr machen, wichtige Termine zu verpassen, denn Karl hat alles im Griff.

Als sympathischer Informant hält Karl die Bewohner stets auf dem Laufenden. Ob es um das heutige Menü, anstehende Veranstaltungen oder besondere Ankündigungen geht – Karl informiert schnell und zuverlässig. „Frau Lauterbach, heute gibt es Ihren Lieblingskuchen zum Kaffee!“ verkündet er freudig. Karl verbreitet stets gute Laune und stellt sicher, dass alle über die neuesten Entwicklungen im Haus informiert sind.

Was Karl besonders auszeichnet, ist seine Fähigkeit, aus Gesprächen wichtige Informationen abzuleiten, sofern die Bewohnerinnen und Bewohner dies zulassen. Wenn Frau Schulz beim Frühstück erwähnt, dass sie in letzter Zeit schlechter schläft, kann Karl diese Information diskret an das Pflegepersonal weitergeben. Studien haben gezeigt, dass soziale Roboter mit KI oft als empathischer wahrgenommen werden als Menschen, da sie aufmerksam zuhören und stets geduldig sind. Karl nimmt sich immer die Zeit, den Bewohnern zuzuhören und auf ihre Bedürfnisse einzugehen.

Karl fragt die Bewohner nach ihren Essenswünschen und sorgt dafür, dass die individuellen Bedürfnisse berücksichtigt werden. „Herr Weber, was möchten Sie heute zum Abendessen?" Diese persönliche Ansprache und die Fähigkeit, Bedürfnisse aus dem Kontext heraus zu erkennen, machen Karl zu einem unverzichtbaren Helfer. Auch wenn es um spezielle Diäten oder Vorlieben geht, ist Karl stets zur Stelle.

Ein unverzichtbarer Begleiter:

Karl hat es geschafft, das Altenpflegeheim nicht nur effizienter, sondern auch menschlicher und wärmer zu gestalten. Die Bewohner schätzen seine Gesellschaft und Unterstützung. Er ist mehr als nur ein Roboter; er ist ein Freund, der stets ein offenes Ohr hat und für seine Mitmenschen da ist.

Die Einführung von Karl im Altenpflegeheim hat gezeigt, wie Technologie und Menschlichkeit Hand in Hand gehen können, um das Leben der älteren Generation zu bereichern. Die Bewohner und das Pflegepersonal wissen: Mit Karl an ihrer Seite ist jeder Tag ein bisschen heller und freundlicher.

Medizinische Vorsorge:

Während eines Gesprächs mit Herrn Spahn bemerkte Karl, dass dieser sich über Schmerzen und Schwellungen an seinem Bein beklagte, sowie auch leichtes Fieber hat. „Herr Spahn," sagte Karl besorgt, „Sie haben erwähnt, dass die Wunde an Ihrem Bein stark geschwollen und gerötet ist. Das könnte auf eine ernste Infektion wie eine Sepsis hinweisen."

Karl pausierte kurz, um Herrn Spahn's Reaktion zu beobachten. „Darf ich diese Information an eine Pflegekraft weitergeben, damit wir sicherstellen können, dass Sie die notwendige medizinische Betreuung erhalten?" fragte er dann einfühlsam. Herrn Spahns Gesundheit war für Karl von größter Bedeutung, und er wollte sicherstellen, dass keine wichtige Information übersehen wurde

Karl ist kein technisches Meisterwerk, sondern Alltag, sowie ein Freund und Unterstützer für die Bewohner des Altenheims. Seine Vielseitigkeit und Empathie machen ihn zu einem geschätzten Mitglied der Gemeinschaft.

Durch seine Hilfe wird der Alltag nicht nur effizienter, sondern auch menschlicher und wärmer. Die Bewohner und das Pflegepersonal wissen: Mit Karl an ihrer Seite ist jeder Tag ein bisschen heller und freundlicher.

Pflege ist viel mehr als nur eine Aufgabe – sie ist eine Herzensangelegenheit, die von Nähe, Empathie, Geduld und Liebe lebt. Künstliche Intelligenz kann hierbei nur eine unterstützende Rolle spielen.

Wenn Roboter alle pflegerischen Aufgaben übernehmen würden, könnten sich ältere und pflegebedürftige Menschen isoliert und einsam fühlen, was in einer solidarischen Gesellschaft weder akzeptabel noch ethisch vertretbar wäre.

Der deutsche Ethikrat hat betont, dass Roboter in der Pflege niemals die menschliche Interaktion ersetzen dürfen. Eine unterstützende Rolle zur Entlastung des Pflegepersonals hingegen wird als sinnvoll erachtet.
Wenn ich jedoch den Alltag in Pflegeheimen betrachte, fällt auf, dass ein erheblicher Teil der sogenannten menschlichen Interaktion in Wahrheit ein Einwegkanal

ist, dominiert von Fernsehern und Radioprogrammen. Ironischerweise hören diejenigen, die in den 1960er Jahren ihre rebellischste Phase hatten, nun die Musik, gegen die sie einst aufbegehrten.

Hier können KI und Robotik den Zeitrahmen freischaufeln, damit lineares Fernsehen und Radio hier nicht mehr dominieren.

Ein Geschäftsführer eines größeren Pflegeheims, welches er seit Jahrzehnten leitet, erzählte mir wie sich die Pflege durch die bürokratische Pflegedokumentation verändert hat: Früher hatten die Pflegekräfte mehr Zeit für die Menschen im Haus. Heute geht viel Zeit für die Dokumentation verloren. Es wäre schön, wenn man den Großteil der Dokumentation verschlanken könnte, damit Pflegekräfte wieder mehr Zeit für die Menschen haben.

Ein Geschäftspartner von mir berichtet oft über Studien die Verschwendung von Zeit durch Pflegedokumentation. In seinen Studien wird ersichtlich, dass 40% der Arbeitszeit einer Pflegekraft durch Pflegedokumentation verschwendet wird. Ein Wahnsinn in meinen Augen.

Da die Technik derzeit noch nicht in der Lage ist, eine umfassende Pflegedokumentation zu gewährleisten, bleibt die vollständige Automatisierung hypothetisch. Doch mit dem stetigen technischen Fortschritt müssen wir uns kontinuierlich neuen Fragen stellen, diese bewerten und innovative Lösungen entwickeln. Schon heute kann der Großteil der vermutlich 40% verschwendeten Arbeitszeit eingespart werden und sinnvoller genutzt werden.

Beispiele aus der Praxis:
Gerade haben wir Karl, unseren Roboterfreund, kennengelernt. In einem sensiblen Gespräch mit einem Bewohner erkannte Karl sofort die Anzeichen einer möglichen Sepsis – ein einfaches Beispiel seiner aufmerksamen und vorausschauenden Fähigkeiten.

Moderne Lösungen in Pflegeheimen bieten genau diese Präzision: Pflegekräfte können direkt am Point of Care, also im Bewohnerzimmer, aus den Gesprächen mit den Bewohnern vollautomatisch eine Pflegedokumentation erstellen lassen. Nehmen wir das Beispiel: „Frau Lauterbach, wir sind auf dem Wege der Besserung. Gestern hatten Sie noch 38,5 Grad Fieber, heute ist es auf 37 Grad gesunken. Das ist doch toll!“

Die KI erkennt hier nicht nur die Temperaturänderungen, sondern auch die zeitlichen Abfolgen – eine perfekte Symbiose aus Menschlichkeit und Technologie.

Ein weiteres Beispiel für den Einsatz von KI ist die permanente Kontrolle von Vitalwerten. Diese kann dabei helfen, potenzielle gesundheitliche Probleme frühzeitig zu erkennen und somit rechtzeitig Maßnahmen zu ergreifen. Moderne Technologie ermöglicht die kontinuierliche Überwachung von Parametern wie Herzfrequenz, Temperatur und Sauerstoffsättigung. Genau diese drei Werte können in Echtzeit mehrmals pro Minute aus einem Sensor ähnlich eines modernen Hörgerätes direkt aus dem Ohr ausgelesen werden.

Diese dauerhafte Überwachung kann:

Frühwarnsignale erkennen:
Abweichungen von den normalen Vitalwerten können auf gesundheitliche Probleme hinweisen, bevor sie sich verschlimmern.

Chronische Krankheiten managen: Bei Patienten mit chronischen Erkrankungen wie Herzinsuffizienz oder Diabetes kann eine ständige Überwachung Verschlechterungen verhindern.

Notfallsituationen schneller identifizieren:
Ungewöhnliche Veränderungen in den Vitalwerten können Notfallpersonal sofort alarmieren, was die Reaktionszeit verkürzt.

Personalisierte Pflege bieten:
Durch die kontinuierliche Datenerfassung kann die Pflege individuell angepasst und optimiert werden. Untersuchungen haben gezeigt, dass eine solche permanente Überwachung zu besseren gesundheitlichen Ergebnissen und einer höheren Lebensqualität führen kann. So wird die Digitalisierung auch hier zu einem wertvollen Werkzeug in der modernen Pflege.

Die KI kann alle Werte analysieren, zusammenfassen und darauf basierend vollautomatisch eine Pflegedokumentation erstellen, die nur noch von Pflegekräften „freigegeben“ werden muss. Eine erhebliche Arbeitserleichterung für Pflegekräfte.

Und noch dazu:
Hier muss kein Mensch mehr einen Notrufknopf einer Lichtrufanlage drücken, die dann durch ein Licht über der Tür oder eine Meldung auf einem DECT-Telefon anzeigt, dass in dem Zimmer irgendetwas nicht stimmt.

Eine zeitgemäße Lichtrufanlage verdient den Namen „Lichtruf“ gar nicht mehr, denn sie erkennt Notsituationen vollautomatisch und löst Alarme mit einer Nachricht an das Pflegepersonal aus, die auch gleich alle Informationen bereithält, wie dass zum Beispiel der Puls in den letzten Stunden stark gesunken ist und nun einen Grenzwert unterschritten hat.

Nebenbei wurde in diesem Fall ja auch ein Pflegeprozess initiiert. Daher hat die „Lichtrufanlage" bereits in der Pflegedokumentation den Zeitpunkt und den Grund des Notrufes in die Pflegedokumentation übertragen. Zusätzlich erfasst das System die Verweildauer und notiert auch Assistenzrufe. Damit wird eine Pflegeeinsatzplanung vollautomatisch optimiert.

KI schützt Menschen mit Hinlauftendenzen:
Ich begegne immer noch Pflegeeinrichtungen, in denen demente Bewohner mit Armbändern ausgestattet werden, um ihre Bewegungen zu überwachen. Wenn sie das Haus verlassen, erhalten die Pflegekräfte eine Benachrichtigung auf ihrem DECT-Telefon.

Das große Problem? Diese Systeme sind nicht sicher. Legen die Bewohner ihre Armbänder ab oder sind die Batterien leer (die mühsam aufgeladen werden müssen), funktioniert das System nicht mehr. Selbst batterielose Lösungen wie Chips in den Schuhen versagen, wenn die Bewohner die Schuhe nicht tragen.

Technologie hat viel Potenzial, aber sie muss zuverlässig und benutzerfreundlich sein, um wirklich effizient zu sein. Ich erinnere mich an ein Pflegeheim, in dem sich ein dramatischer Vorfall ereignete: An einem eisigen Januartag verließ ein desorientierter Bewohner das Gebäude und verschwand in der Kälte. In dieser Notlage wurde ein Rettungshubschrauber mit Wärmebildkamera eingesetzt, um den desorientierten Bewohner zu finden und ihn vor den lebensbedrohlichen Temperaturen zu retten.

Wie kann man dies besser lösen?
In einem modernen Pflegeheim sorgen innovative Technologien für die Sicherheit der Bewohner. An den Türen, insbesondere Notausgängen, ist eine unscheinbare DSGVO-konforme, KI-gestützte Gesichtsfelderkennung installiert. Diese Technologie kann zuverlässig demente Bewohner erkennen und sorgt dafür, dass unbefugte Ausgänge bemerkt werden, sogar noch bevor hier ein Tür geöffnet wird.

Ein Beispiel: Frau Spahn, die an Demenz leidet, nähert sich einem Notausgang. Die Gesichtsfelderkennung identifiziert sie sofort und analysiert ihre Bewegungen in Echtzeit. Noch bevor Frau Spahn den Türgriff betätigen kann, sendet das System eine sofortige Benachrichtigung an das Pflegepersonal: „Achtung, Frau Spahn nähert sich dem Notausgang im 1.OG zur Außentreppe."

Diese Nachricht enthält alle relevanten Informationen und ermöglicht es dem Pflegepersonal, schnell zu reagieren. So wird gewährleistet, dass Frau Spahn sicher bleibt und nicht unbeabsichtigt das Gebäude verlässt.

Und sollte Frau Spahn dort zusammen mit einer Pflegekraft erscheinen, wird selbstverständlich kein Alarm ausgelöst.

Durch den Einsatz dieser fortschrittlichen Technologie wird die Sicherheit im Pflegeheim erheblich verbessert. Die Gesichtsfelderkennung arbeitet präzise und diskret, ohne die Privatsphäre der Bewohner zu verletzen. Sie stellt sicher, dass alle rechtlichen Anforderungen, insbesondere die der DSGVO, eingehalten werden.

So wird die moderne Technologie zum unsichtbaren Wächter, der Sicherheit und Datenschutz miteinander verbindet.

Dies waren jetzt nur ein paar Beispiel für den Einsatz von KI in der Pflege. Ich werde auf den folgenden Seiten weitere Beispiele erläutern.

11. Erfassung von Vitalwerten

Künstliche Intelligenz hat die Art und Weise, wie Vitaldaten überwacht werden, revolutioniert. Intelligente Sensoren und Wearables, wie Smartwatches oder medizinische Sensoren, können kontinuierlich Vitalparameter wie Herzfrequenz, Blutdruck, Atemfrequenz, Körpertemperatur und sogar den Blutsauerstoffgehalt messen. Diese Daten werden in Echtzeit an zentrale Systeme gesendet, wo KI-Algorithmen sie analysieren.

Die Echtzeit-Analyse ermöglicht es, sofort auf Abweichungen von normalen Werten zu reagieren. Ein plötzlicher Anstieg der Herzfrequenz oder ein Abfall des Sauerstoffgehalts im Blut kann sofort ein Alarmsignal an das Pflegepersonal senden. Dadurch können Pflegekräfte schnell eingreifen und potenziell lebensbedrohliche Situationen vermeiden.

Eine der beeindruckendsten Anwendungen von KI ist die prädiktive Analytik. Durch die Auswertung historischer Daten können KI-Systeme Muster erkennen und Vorhersagen treffen. Zum Beispiel kann ein kontinuierlicher Anstieg des Blutdrucks auf ein erhöhtes Risiko für kardiovaskuläre Probleme hinweisen. Solche Vorhersagen ermöglichen es dem Pflegepersonal, präventive Maßnahmen zu ergreifen und die Behandlung anzupassen, bevor es zu ernsthaften gesundheitlichen Problemen kommt.

Die Basis der Vitaldatenüberwachung bilden fortschrittliche Sensoren, die in tragbaren Geräten oder sogar in der Kleidung integriert sind. Diese Sensoren nutzen verschiedene Technologien wie Photoplethysmographie (PPG) zur Messung der Herzfrequenz oder Infrarot-Sensoren zur Erfassung der Körpertemperatur.

Diese Sensoren sind häufig über drahtlose Netzwerke mit zentralen Datenbanken verbunden. Die gesammelten Daten werden dort gespeichert und von KI-Systemen analysiert. Dies ermöglicht eine kontinuierliche Überwachung ohne manuelle Eingriffe.

Die gesammelten Daten werden von leistungsstarken KI-Algorithmen verarbeitet. Diese Algorithmen nutzen maschinelles Lernen, um aus den Datenmengen wertvolle Erkenntnisse zu gewinnen.

Durch maschinelles Lernen können Algorithmen Muster in den Vitaldaten erkennen und interpretieren. Zum Beispiel kann ein Algorithmus anhand von Herzfrequenzmustern auf Stress oder körperliche Aktivität schließen.

Ein weiterer wichtiger Aspekt ist die Erkennung von Anomalien. Wenn die Vitaldaten eines Bewohners plötzlich von den üblichen Mustern abweichen, kann das ein Hinweis auf gesundheitliche Probleme sein. Die KI kann diese Abweichungen erkennen und das Pflegepersonal benachrichtigen.
Die Integration von KI in die Überwachung von Vitaldaten bietet zahlreiche Vorteile für die stationäre Altenpflege.

Durch die Echtzeit-Überwachung und -Analyse können Pflegekräfte schneller auf gesundheitliche Probleme reagieren. Dies kann lebensrettend sein und die Gesundheit der Bewohner verbessern.

Da die eingesetzten KI-Systeme zuverlässig routinemäßige Überwachungsaufgaben übernehmen, haben Pflegekräfte mehr Zeit für die persönliche Betreuung der Bewohner. Dies führt zu einer höheren Lebensqualität und einem besseren Wohlbefinden der Pflegebedürftigen.

Durch die kontinuierliche Überwachung und Analyse der Vitaldaten können Pflegepläne individuell angepasst werden. Jeder Bewohner erhält eine auf seine Bedürfnisse zugeschnittene Pflege, basierend auf seinen spezifischen Gesundheitsdaten.

Trotz der vielen Vorteile gibt es auch Herausforderungen und ethische Fragen, die berücksichtigt werden müssen.

Die gesammelten Vitaldaten sind äußerst sensibel und müssen vor unbefugtem Zugriff geschützt werden. Dies erfordert zwingend den Einsatz moderner Verschlüsselungstechnologien und die Einhaltung strenger Datenschutzrichtlinien. Sichere Daten sind entscheidend, um das Wohlbefinden und die Privatsphäre zu schützen. Durch effektive und effiziente Datenschutzmaßnahmen in der IT-Sicherheit wird sichergestellt, dass nur autorisierte Personen Zugang zu den Gesundheitsinformationen haben.

Das erhöht nicht nur das Vertrauen in die Technologie, sondern schützt auch die persönlichen Rechte und verhindert Missbrauch.

Pflegebedürftige und deren Familien müssen darauf vertrauen können, dass die gesammelten Daten sicher und verantwortungsbewusst genutzt werden. Dies erfordert Transparenz in Bezug auf die Datenerfassung und -nutzung.

Eine zu starke Abhängigkeit von technologischen Systemen kann dazu führen, dass die menschliche Komponente der Pflege vernachlässigt wird. Es ist wichtig, dass die Technologien als Ergänzung und

Unterstützung des Pflegepersonals gesehen werden, nicht als Ersatz.

Das Management von Dehydration ist ein kritischer Aspekt in der Gesundheitsversorgung, insbesondere bei älteren Menschen. Dehydration, also der Mangel an ausreichend Flüssigkeit im Körper, kann zu ernsthaften gesundheitlichen Problemen führen, einschließlich Nierensteinen, Harnwegsinfektionen und sogar lebensbedrohlichen Zuständen wie Hitzschlag. Die Überwachung der Flüssigkeitszufuhr ist daher von größter Bedeutung.

Traditionell wird die Flüssigkeitsaufnahme oft durch das Setzen von Strichen auf einer Wasserflasche verfolgt. Jedes Mal, wenn jemand Wasser trinkt, macht er oder eine Pflegekraft einen Strich auf der Flasche, um seine tägliche Trinkmenge zu dokumentieren. Dieses System ist jedoch fehleranfällig und abhängig von der Erinnerung und Disziplin der betroffenen Person.

Digitaler Trinkbecher:
Ein Quantensprung im Dehydrations-Management.

Hier kommt der digitale Trinkbecher ins Spiel, der die manuelle Nachverfolgung revolutioniert. Dieser innovative Becher ist mit Sensoren ausgestattet, die präzise messen, wie viel Flüssigkeit konsumiert wird. Die

Daten werden in Echtzeit an eine App auf dem Smartphone oder Tablet gesendet, die den Flüssigkeitsverbrauch automatisch protokolliert.

Der digitale Trinkbecher ist nicht nur ein passives Messinstrument. Er kann den Nutzer auch aktiv daran erinnern, genug zu trinken. Durch Vibrationen oder Signaltöne warnt er, wenn es Zeit ist, einen weiteren Schluck zu nehmen. Dies ist besonders nützlich für ältere Menschen, die dazu neigen, das Trinken zu vergessen.

Die gesammelten Daten bieten mehr als nur einen Überblick über die tägliche Flüssigkeitsaufnahme. Sie können analysiert werden, um langfristige Trends zu erkennen und mögliche gesundheitliche Risiken frühzeitig zu identifizieren. Wenn eine Person regelmäßig weniger trinkt, kann dies ein Zeichen für zugrunde liegende gesundheitliche Probleme sein, die eine weitere Untersuchung erfordern.

Ein weiterer Vorteil des digitalen Trinkbechers ist seine Fähigkeit zur Integration in bestehende Gesundheitssysteme. Trinkprotokolle können in Echtzeit bilanziert und vollautomatisch in eine vorhandene Pflegedokumentation übernommen werden. Pflegekräfte und Ärzte können auf die Daten zugreifen und so die Flüssigkeitszufuhr ihrer Patienten besser überwachen und individuell angepasste Empfehlungen geben. Diese Vernetzung führt zu einer umfassenderen und zu einer besseren personalisierten Gesundheitsversorgung.

Insgesamt bietet der digitale Trinkbecher eine bedeutende Verbesserung gegenüber der traditionellen Methode der Flüssigkeitsüberwachung. Er kombiniert Präzision, Komfort und fortschrittliche Technologie, um sicherzustellen, dass die Menschen ausreichend hydriert bleiben und ihre Gesundheit optimal unterstützt wird.
So wird das Dehydrationsmanagement nicht nur effektiver, sondern auch deutlich komfortabler und sicherer. Aber hier kommen wir auch schon zum nächsten Kapitel, dem Internet der Dinge.

12. Internet of Things (IoT)

Wegweiser für die Zukunft der Altenpflege.

Die Digitalisierung mit IoT im Pflegebereich, insbesondere in Altenpflegeheimen, hat das Potenzial, die Pflegequalität und Effizienz erheblich zu verbessern.

Zwei Schlüsseltechnologien spielen dabei eine zentrale Rolle: das Internet der Dinge (IoT) und deren Kommunikation. Ihre Fähigkeit, Geräte und Systeme zu vernetzen, bildet die Grundlage für den Einsatz von Künstlicher Intelligenz (KI) und die Schaffung einer intelligenten Pflegeumgebung. Im folgenden erläutere ich, wie diese Technologien funktionieren, welche Vorteile sie bieten und warum sie für die Zukunft der Altenpflege unverzichtbar sind. Darüber hinaus werde ich praktische Beispiele und zukünftige Entwicklungen sowie deren Potenziale darlegen.

Das Internet der Dinge (IoT) beschreibt ein Netzwerk von physischen Geräten, Fahrzeugen, Gebäuden und anderen Objekten, die mit Sensoren, Software und anderen Technologien ausgestattet sind, um Daten zu erfassen und auszutauschen. Diese Geräte sind miteinander verbunden und kommunizieren über das Internet.

Praktische Beispiele in der Altenpflege
Gesundheitsüberwachung

Tragbare Sensoren: Bewohner können tragbare Sensoren, wie Smartwatches oder Armbänder, tragen, die kontinuierlich Vitalparameter wie Herzfrequenz, Blutdruck und Blutzuckerspiegel überwachen.

Es gibt Armbänder, die ganz ohne stechen den Blutzuckerspiegel überwachen. Diese Daten werden in Echtzeit an das Pflegepersonal oder an KI-Systeme übertragen, die Auffälligkeiten sofort erkennen und entsprechende Maßnahmen einleiten können.

Fall-Detektionssysteme: Sensoren in Zimmern und Fluren können Stürze erkennen und automatisch einen Alarm auslösen, sodass das Pflegepersonal schnell eingreifen kann. Noch besser ist es aber, Stürze zu verhindern. So können Zimmerlampen eine Bewegung erkennen, die auf ein Aufstehen hindeutet. Diese Lampen können dann zur Sicherheit das Licht langsam einschalten und, wenn in den Bewohnerdaten hinterlegt ist, dass die Person zum Beispiel aufgrund einer aktuellen gesundheitlichen Einschränkung besser nicht aufstehen soll, kann diese Lampe über die Lichtrufanlage eine Hinweismeldung auf die Diensthandys des anwesenden Pflegepersonals senden.

Intelligente Betten

Intelligente Betten in der Altenpflege: Technologische Innovation für mehr Sicherheit und Komfort.

Die Einführung von IoT-Technologie in der Altenpflege hat zu zahlreichen Innovationen geführt, die den Alltag der Bewohner und das Arbeitsleben des Pflegepersonals erheblich verbessern können. Eine dieser Innovationen sind intelligente Betten, die mit IoT-Technologie ausgestattet sind. Diese Betten bieten nicht nur erhöhten Komfort und Sicherheit für die Bewohner, sondern auch eine erhebliche Entlastung für das Pflegepersonal. Lassen Sie uns detaillierter betrachten, wie diese Betten funktionieren und welche konkreten Vorteile sie bieten.

Überwachung der Bewegungen und Verhinderung von Dekubitus:

Intelligente Betten sind mit Sensoren ausgestattet, die die Bewegungen der Bewohner kontinuierlich überwachen. Diese Sensoren können erkennen, wie oft und in welche Richtung sich ein Bewohner bewegt. Durch die Erfassung dieser Daten kann das Bett automatisch Anpassungen vornehmen, um sicherzustellen, dass der Bewohner regelmäßig seine

Position ändert und so das Risiko von Dekubitus (Druckgeschwüren) minimiert wird.
Hier ein Beispiel: Frau Müller ist bettlägerig und kann sich nur eingeschränkt bewegen. Die Sensoren im intelligenten Bett erfassen, dass Frau Müller sich seit mehreren Stunden nicht bewegt hat. Daraufhin passt das Bett seine Position automatisch an, indem es die Liegefläche leicht neigt oder anhebt, um den Druck von bestimmten Körperbereichen zu nehmen. Dies fördert die Durchblutung und verhindert die Entstehung von Druckgeschwüren.

Basierend auf den erfassten Bewegungsdaten kann das intelligente Bett automatisch verschiedene Positionen einnehmen, um den Komfort und die Sicherheit des Bewohners zu erhöhen. Diese Positionsänderungen erfolgen sanft und unauffällig, sodass der Bewohner nicht gestört wird.

Noch ein Beispiel: Herr Schmidt hat eine empfindliche Haut und ist besonders anfällig für Druckgeschwüre. Das intelligente Bett erkennt, dass er seit einiger Zeit auf dem Rücken liegt und verändert automatisch die Position, indem es die Rückenlehne leicht anhebt. Dadurch wird der Druck auf seinen Rücken reduziert, und das Risiko für Druckgeschwüre wird minimiert.

Die Sensoren im intelligenten Bett sind auch in der Lage, zu erkennen, wenn ein Bewohner versucht, aufzustehen. Dies ist besonders wichtig für Bewohner, die sturzgefährdet sind oder unter kognitiven Beeinträchtigungen leiden. Wenn das Bett eine solche Bewegung erkennt, kann es automatisch eine Benachrichtigung an das Pflegepersonal senden.

Noch ein weiteres Beispiel: Frau Schneider leidet an Demenz und ist oft verwirrt. Eines Nachts versucht sie, alleine aufzustehen und das Bett zu verlassen. Die Sensoren im Bett registrieren ihre Bewegungen und senden sofort eine Benachrichtigung an die Lichtrufanlage. Eine Pflegekraft wird alarmiert und kann rechtzeitig eingreifen, um einen möglichen Sturz zu verhindern.

Zusätzlich zur Benachrichtigung des Pflegepersonals kann das Bett auch visuelle oder akustische Alarme auslösen, um den Bewohner selbst zu warnen. Dies kann dazu beitragen, dass der Bewohner sich wieder hinlegt oder auf Hilfe wartet, bevor er versucht, aufzustehen.

Auch in diesem Fall kann IoT helfen: Herr Meier versucht, mitten in der Nacht aufzustehen, um ins Bad zu gehen. Das Bett erkennt die Bewegung und aktiviert einen sanften akustischen Alarm, der Herrn Meier daran erinnert, dass er Hilfe rufen sollte. Gleichzeitig wird das Pflegepersonal benachrichtigt, sodass jemand kommen kann, um Herrn Meier sicher zum Bad zu begleiten.

Weitere Vorteile intelligenter Betten

Intelligente Betten bieten eine Vielzahl von individuellen Anpassungsmöglichkeiten, die den Komfort und die Gesundheit der Bewohner fördern. Dazu gehören Funktionen wie die Anpassung der Härte der Matratze, Massagefunktionen und die Regelung der Betttemperatur.

Das intelligente Bett ermöglicht es, die Härte der Matratze per Fernbedienung oder Sprachbefehl anzupassen. Zudem kann man die Massagefunktion nutzen, um Verspannungen zu lösen und Rückenschmerzen zu lindern.

Intelligente Betten können auch mit anderen IoT-Geräten im Pflegeheim vernetzt werden, um eine umfassende Pflegeumgebung zu schaffen. Sie können beispielsweise mit intelligenten Beleuchtungssystemen, Thermostaten und Sprachassistenten verbunden werden, um den Komfort und die Sicherheit der Bewohner weiter zu erhöhen.

Beispiel: Herr Becker kann sein Bett über einen Sprachassistenten steuern. Er kann per Sprachbefehl die Bettposition anpassen, das Licht dimmen oder die Raumtemperatur regeln, ohne das Bett verlassen zu müssen. Diese Integration erleichtert ihm den Alltag und erhöht seine Lebensqualität.

Intelligente Betten, die mit IoT-Technologie ausgestattet sind, bieten zahlreiche Vorteile für die Bewohner und das Pflegepersonal in Altenpflegeheimen. Sie überwachen kontinuierlich die Bewegungen der Bewohner und nehmen automatisch Anpassungen vor, um Dekubitus zu verhindern.

Zudem können sie das Pflegepersonal benachrichtigen, wenn ein Bewohner versucht, aufzustehen, was die Sicherheit erhöht. Diese Betten bieten nicht nur erhöhten Komfort und Sicherheit, sondern entlasten auch das Pflegepersonal, sodass dieses mehr Zeit für die direkte Betreuung der Bewohner hat. Durch die Integration mit anderen IoT-Geräten können intelligente Betten zu einer umfassenden und vernetzten Pflegeumgebung beitragen, die das Wohlbefinden und die Lebensqualität der Bewohner erheblich verbessert.

Smart Home Technologien

Im Rahmen der Digitalisierung und der Nutzung von IoT und KI in Altenpflegeheimen bietet die intelligente Steuerung von Heizungsanlagen und die Überwachung von Fenstern zahlreiche Vorteile. Diese Systeme tragen nicht nur zur Energieeinsparung bei, sondern erhöhen auch den Komfort und die Sicherheit der Bewohner.
Automatisierte Heizungsregelung:
Ein wesentlicher Vorteil der Vernetzung von Heizungsanlagen mit Fenstersensoren ist die Möglichkeit, die Heizung automatisch herunterzuregeln, wenn ein Fenster geöffnet wird. Diese Funktion verhindert, dass wertvolle Wärmeenergie verschwendet wird, und sorgt gleichzeitig für ein angenehmes Raumklima.

Wie sieht das in der Praxis aus? Herr Müller öffnet sein Fenster, um frische Luft hereinzulassen. Der Fenstersensor erkennt das geöffnete Fenster und sendet ein Signal an die Heizungssteuerung. Nach einer voreingestellten Zeit wird die Heizung heruntergeregelt, um Energie zu sparen. Wenn das Fenster wieder geschlossen wird, stellt sich die Heizung automatisch auf die vorherige Temperatur ein, um den Raum wieder auf die gewünschte Wärme zu bringen.

Ein weiteres praktisches Feature ist die Integration der Fenstersensoren mit der Lichtrufanlage. Wenn ein Fenster geöffnet wird, kann dies über die Lichtrufanlage an das Pflegepersonal signalisiert werden. Diese Meldung dient dazu, die Kontrolle des Fensters zu gewährleisten und sicherzustellen, dass keine Sicherheitsrisiken entstehen.

Praktisches Beispiel: Frau Schmidt öffnet ihr Fenster und verlässt kurz darauf ihr Zimmer. Der Fenstersensor erkennt das geöffnete Fenster und sendet eine Meldung an die Lichtrufanlage mit der Bitte um Kontrolle des Fensters. Eine Pflegekraft wird benachrichtigt und überprüft das Zimmer, um sicherzustellen, dass alles in Ordnung ist. Dies erhöht die Sicherheit und verhindert potenzielle Gefahren wie das Eindringen von Kälte oder unbefugtem Zutritt.

Durch die Automatisierung von Heizungs- und Fensterkontrollen wird das Pflegepersonal entlastet und kann sich stärker auf die direkte Betreuung der Bewohner konzentrieren.

Sensoren in der Wohnung überwachen die täglichen Aktivitäten der Bewohner und erkennen Abweichungen von der Routine, die auf Gesundheitsprobleme hinweisen könnten.

Kommunikationswege für IoT:
Kommunikation bezeichnet die schnelle Übertragung von Datenmengen über verschiedene Netzwerktechnologien. Zu den Technologien gehören DSL, Glasfaser, Kabel, Mobilfunknetze (wie 5G), LoRaWAN, Bluetooth oder Satellitenverbindungen. In der Altenpflege ermöglicht Breitbandkommunikation die nahtlose Verbindung aller IoT-Geräte und den sofortigen Zugriff auf wichtige Daten. Wichtig zu wissen: Viele IoT Geräte benötigen tatsächlich nur sehr wenig Bandbreite zum Übertragen der Daten.

LoRaWAN (Long Range Wide Area Network) ist eine Technologie, die es ermöglicht, Daten über große Entfernungen mit geringem Energieverbrauch zu übertragen. Sie wird hauptsächlich im Internet der Dinge (IoT) verwendet, um Sensoren und andere Geräte zu verbinden.

Vorteile von LoRaWAN:

- Große Reichweite: Daten können über mehrere Kilometer hinweg übertragen werden.
- Niedriger Energieverbrauch: Sensoren können jahrelang mit einer Batterie betrieben werden.
- Hohe Gebäudedurchdringung: LoRaWAN funktioniert auch in Gebäuden mit vielen Hindernissen.

- Kostenlos und lizenzfrei: In vielen Ländern kann LoRaWAN ohne zusätzliche Kosten genutzt werden.
- Einfache Integration: Geräte können leicht in bestehende Netzwerke integriert werden.

LoraWAN benötigt so wenig Energie, dass zum Beispiel Armbänder sehr lnge ohne Tausch der Batterie Daten über weite Strecken senden können.

13. Virtuelle Realität & Augmented Reality

Breitbandkommunikation ermöglicht den Einsatz von VR und AR in der Therapie und Freizeitgestaltung. Bewohner können an virtuellen Spaziergängen oder Therapiesitzungen teilnehmen, die ihre geistige und körperliche Gesundheit fördern. Ich selbst war vor kurzem im Mannheimer Schloss und habe mich dort virtuell mit einer VR-Brille durch ein komplett eingerichtetes Zimmer aus dem 18. Jahrhundert bewegt. Kurfürst Carl Philipp hatte ein beeindruckendes Paradeschlafzimmer mit einer kunstvollen Stuckdecke, die ihn als erfolgreichen Heerführer gegen das Osmanische Reich darstellte. Später teilten sein Nachfolger Carl Theodor und dessen Frau Elisabeth Auguste das Schlafzimmer in mehrere Räume. Stefanie von Baden wandelte es dann in ein Wohnzimmer um, und heute dient der Raum als Treppenhaus. Über 250 Jahre später kann der prunkvolle Raum dank einer virtuellen Rekonstruktion wieder erlebt werden.

Man kann die Kabinettsbibliothek jetzt durch einen barrierearmen VR-Rundgang besichtigen. Dieses Pilotprojekt, „Virtuelle Besichtigung ohne Barrieren“, ist Teil des größeren Projekts „Virtuelle Rekonstruktion von Kulturliegenschaften“. Mit einer VR-Brille können Besucher eine realitätsnahe und fesselnde Zeitreise unternehmen und dabei Zitaten aus den Briefen der früheren Kurfürstin lauschen. Die Anwendung ist speziell für Menschen mit Hör-, Seh-, Lese- und Mobilitätseinschränkungen geeignet.

Ein interaktives Erlebnis, das man in jedem Pflegeheim anbieten könnte. Ich spreche oft mit älteren Menschen. Sie haben Angst, in einem Pflegeheim zu landen, wo sie geistig verarmen und ihnen ein lineares Fernsehbild per Satellit das Leben verödet.

Sicher gibt es viele Menschen im Altenheim, die weder geistig noch kognitiv solch ein Erlebnis wahrnehmen können. Ich sehe aber auch sehr viele Bewohnerinnen und Bewohner, die in dieser Umgebung geistig vereinsamen, obwohl sie dies noch durchaus könnten. Ich hatte in meiner Familie selbst zwei Fälle, bei denen wir alles taten, um sie aus dem Pflegeheim wieder herauszuholen. Die Ärzte sagten zu einer der Frauen: „Das mit dem Klavierspielen ist jetzt halt vorbei."

Heute ist sie von Pflegegrad 3 wieder auf Pflegegrad 1 zurückgestuft, wohnt wieder zu Hause mit einer ambulanten Betreuung, spielt wieder Klavier und fährt mit ihrem Auto selbst einkaufen.

14. Keine Insellösungen

Leider stoße ich in den letzten Jahren auf einige Anbieter von Software für die Altenpflege, die nicht oder nur wenig bereit sind für einen Datenaustausch mit KI-Software oder IoT-Innovationen anderer Anbieter. Aus meiner Sicht können wir die Digitalisierung in der Pflege nur vorantreiben, wenn sich Anbieter von Software öffnen für eine Interaktion zeigen. Ich bin sogar überzeugt, dass in den nächsten Jahren die Anbieter, die sich als Universal-Lösung betrachten und keine Interaktion mit Mitbewerbern zulassen, immer weniger am Markt vertreten sein werden. Offene Schnittstellen und Interaktion werden benötigt. Es wird aus meiner Sicht nicht möglich sein, dass ein Softwareanbieter die vollumfängliche Lösung als Alleinstellungsprodukt im Markt erfolgreich etablieren kann.

Der große Nachteil für Nutzer von Software, die sich nicht für Interaktionen wie zum Beispiel Gaia-X öffnet, liegt in der begrenzten Integration und Zusammenarbeit. Solche Systeme können Schwierigkeiten haben, mit anderen Plattformen und Diensten zu kommunizieren, was zu Ineffizienzen und höheren Kosten führen kann

Ein Geschäftsführer einer größeren Pflegekette, der bereits erste Schritte in Richtung Digitalisierung unternommen hatte, erzählte mir von den Herausforderungen, die mit der Vielzahl an Apps verbunden sind. Jeder Anbieter von digitalen Lösungen bringt seine eigene App mit, was zu einem unübersichtlichen Durcheinander führt und das Pflegepersonal stark belastet. Wäre es nicht viel wünschenswerter, diese Flut an Anwendungen zu reduzieren und die verschiedenen Apps miteinander kommunizieren zu lassen?

Interaktion der digitalen Helfer ist das Zauberwort.

Seit Jahren arbeite ich darauf hin, dass sich genau diese Vision erfüllt. Viele Softwareanbieter haben sich mittlerweile geöffnet und ermöglichen den Zugriff und Datenaustausch zwischen ihren Systemen. In einer offenen Welt können dadurch immense Mehrwerte geschaffen werden, während Anbieter, die sich dieser Entwicklung verschließen, riskieren, den Anschluss zu verlieren.

Hier sind zwei Beispiele, wie durch die Integration von Apps Mehrwerte generiert und das Leben vereinfacht werden können:

KI-gestützte Heizungssteuerung

Ich schrieb bereits über die Heizungssteuerung im Kapitel IoT. Diese Heizungssteuerungen haben grundsätzlich eine eigene Smartphone-App.

Eine Pflegekraft müsste normalerweise die App der Heizungssteuerung überprüfen, um solche Vorfälle zu bemerken. In einer intelligenten Lösung liest jedoch die Lichtrufanlage den Zustand der Heizkörper aus und informiert das Pflegepersonal, dass das Fenster im Zimmer von Frau Lauterbach seit 30 Minuten offen steht und das Zimmer bei 6 Grad Celsius Außentemperatur auskühlt.

Offene Systeme, die miteinander agieren, sind der Schlüssel zur Lösung solcher Probleme. Die Zukunft der Pflege liegt in der Vernetzung und Zusammenarbeit der digitalen Helfer.

Beispiel: Windelsensoren

In Pflegeheimen ist der routinemäßige Austausch von Windeln eine essenzielle Aufgabe, die sowohl die

Gesundheit als auch das Wohlbefinden der Bewohner direkt beeinflusst. Dieser Prozess ist wichtig, um sicherzustellen, dass die Haut der Pflegebedürftigen sauber und trocken bleibt, was das Risiko von Hautirritationen, Infektionen und anderen gesundheitlichen Problemen deutlich reduziert.

Pflegekräfte führen den Wechsel der Windeln in der Regel in regelmäßigen Abständen durch, oft mehrmals täglich. Dabei werden die Bedürfnisse und der Zustand jedes einzelnen Bewohners berücksichtigt. Der Zeitplan für den Windelwechsel kann individuell angepasst werden, basierend auf Faktoren wie Mobilität, Flüssigkeitszufuhr und eventuelle Erkrankungen.

Es geht darum, den Bewohnern ein Höchstmaß an Komfort und Würde zu bieten, während gleichzeitig ihre Gesundheit geschützt wird.

Folgen eines zu langen Tragens nasser Windeln.
Wenn ein Mensch zu lange in einer nassen Windel liegt, können mehrere negative Folgen auftreten.

Hautreizungen und -infektionen:
Nasse Windeln können die Haut reizen und schwächen, was zu Rötungen, Ausschlägen und Entzündungen führen kann. Dies schafft günstige Bedingungen für bakterielle und pilzliche Infektionen, die das

Wohlbefinden der Betroffenen stark beeinträchtigen können.

Feuchtigkeit kann das Risiko von Druckgeschwüren erhöhen, besonders bei immobilen Personen. Diese schmerzhaften Wunden entstehen durch längeren Druck auf die Haut und das darunterliegende Gewebe, oft in Kombination mit Feuchtigkeit und mangelnder Belüftung. Längeres Tragen nasser Windeln kann auch unangenehme Gerüche verursachen, was nicht nur zu einem Verlust an Würde und Selbstwertgefühl bei den Betroffenen führt, sondern auch den psychologischen Stress erhöht.

Die Hautbarriere wird durch die Feuchtigkeit und die Abfallprodukte im Urin und Stuhl geschwächt, was das Risiko für Infektionen, wie zum Beispiel Harnwegsinfektionen, erhöht.

Die Pflegekräfte sind sich dieser Risiken bewusst und arbeiten daher sorgfältig daran, die Windeln regelmäßig zu wechseln und auf Anzeichen von Hautirritationen oder anderen Problemen zu achten.

Durch kontinuierliche Schulungen und den Einsatz moderner Pflegeprodukte tragen sie dazu bei, die Gesundheit und das Wohlbefinden der Bewohner sicherzustellen. Der routinemäßige Austausch von

Windeln ist somit ein unverzichtbarer Bestandteil der täglichen Pflege in Altenheimen, der sowohl präventiv als auch therapeutisch wirkt.

Aber das geht doch viel besser?

In modernen Pflegeheimen sorgen digitale Helfer für eine wirkliche Veränderung im Alltag der Pflegekräfte und Bewohner.

Eine besonders innovative Erfindung sind die Windelsensoren. Diese kleinen, aber effektiven Sensoren bemerken sofort, wenn die Windel gewechselt werden muss. Das spart wertvolle Zeit und vermeidet unnötigen Aufwand.

Durch ausgeklügelte Sensorik registrieren die Windelsensoren Feuchtigkeit und Temperatur, erkennen Veränderungen und senden sofort eine Benachrichtigung.

Ein winziger Chip ist in die Windel eingebettet, der Signale an ein nahegelegenes Lesegerät sendet. Wenn die Windel nass wird, dehnt sich das Hydrogel im Sensor aus und löst ein Signal aus, das an das Lesegerät übermittelt wird. Dieses Gerät kann dann eine Benachrichtigung an das Smartphone oder den Computer des Pflegepersonals senden.

Statt festgelegte Wechselzeiten strikt einzuhalten, können Pflegekräfte nun flexibel reagieren, genau dann, wenn es notwendig ist.

Das Ergebnis? Weniger Routinetätigkeiten, mehr Zeit für die Pflege der Bewohner und seltener notwendige Wäschewechsel – eine klare Win-win-Situation.

Jedoch gibt es eine kleine Hürde: Jede neue digitale Lösung bringt wie hier ihre eigene App mit. Für Pflegekräfte bedeutet das, dass sie ständig eine Vielzahl von Apps auf ihrem Smartphone verwalten müssen, was unübersichtlich und zeitraubend sein kann. Ständiges App-Wechseln und Push-Nachrichten empfangen – das kann im hektischen Pflegealltag belastend sein. Auch für die IT Administration ist dies kein gangbarer Weg.

Die smarte Lösung ist Integration statt Isolation:
Anstatt eine separate App für die Windelsensoren zu benötigen, könnte die bestehende Licht- und Rufanlage diese Funktion übernehmen.

Die Lichtrufanlage im Pflegeheim liest die Zustände der Windelsensoren aus und informiert das Pflegepersonal direkt über einen offenen Wechselbedarf. Gleichzeitig startet sie automatisch einen Dokumentationsprozess, der festhält, wann und warum die Windel gewechselt wurde.

Diese smarte Vernetzung bringt immense Vorteile mit sich. Pflegekräfte müssen nicht ständig verschiedene Apps überprüfen. Die Information kommt direkt über die Lichtrufanlage, die wiederum gleich einen Dokumentationsprozess erstellt und auch fallabschließend dokumentieren kann.

Jeder Windelwechsel wird automatisch dokumentiert, was den administrativen Aufwand deutlich reduziert und die Pflegekräfte entlastet.

schreibe mir das folgende doppelt so lange und eloquenter: Durch die Vernetzung der Systeme können Pflegeeinrichtungen effizienter arbeiten, was letztendlich auch den Bewohnern zugutekommt. Durch diese intelligente Integration können digitale Helfer optimal genutzt werden, ohne den Pflegekräften zusätzlichen Stress durch eine App-Flut zu bereiten. Die Technologie arbeitet im Hintergrund, sodass sich das Pflegepersonal auf das Wichtigste konzentrieren kann: die menschliche Betreuung und Fürsorge.

Durch die nahtlose Vernetzung der verschiedensten Systeme innerhalb von Pflegeeinrichtungen wird eine erhebliche Effizienzsteigerung erreicht. Dies führt nicht nur zu einer besseren internen Koordination, sondern letztlich auch zu einem spürbaren Mehrwert für die Bewohner. Die reibungslose Integration digitaler Helfer ermöglicht es, technologische Ressourcen optimal zu nutzen, ohne dass das Pflegepersonal von einer Überflut an Apps und digitalen Tools überfordert wird.

Dank dieser fortschrittlichen Technologie, die unauffällig im Hintergrund arbeitet, werden Prozesse automatisiert und vereinfacht, was den Pflegekräften ermöglicht, sich auf ihre Kernaufgaben zu fokussieren. So bleibt ihnen mehr Zeit und Energie, sich der essenziellen und zwischenmenschlichen Betreuung und Fürsorge zu widmen. Diese menschlichen Interaktionen sind unerlässlich für das Wohlbefinden der Bewohner und werden durch den Einsatz von Technologie nicht ersetzt, sondern unterstützt und verbessert.

Dies zeigt deutlich, wie wichtig es ist, offene Systeme zu schaffen, die miteinander kommunizieren und nahtlos zusammenarbeiten, um den Pflegealltag zu erleichtern und zu verbessern.

15. Attraktive Arbeitgeber

Stellen Sie sich vor, ein Pflegeheimbetreiber erzählt Ihnen die folgende Geschichte:

Vor kurzem führte ich ein Vorstellungsgespräch mit einer examinierten Pflegekraft. Die Bewerberin war während des gesamten Gesprächs ziemlich kühl und zeigte nur wenig Interesse an den üblichen Themen wie Gehalt, Urlaub oder Arbeitszeiten. Auch als ich ihr das Team vorstellte, wirkte sie eher desinteressiert.

Als ich sie fragte, ob sie noch Fragen habe, überraschte sie mich. Statt der üblichen Fragen nach den Konditionen oder dem Arbeitsumfeld, wollte sie wissen, wie bei uns die tägliche Arbeit abläuft. Sie erkundigte sich nach der Pflegedokumentation, die bei uns zum Einsatz kommt, und wie unsere Prozesse organisiert sind.

Um ihr eine genaue Antwort zu geben, holte ich die Pflegedienstleitung hinzu. Diese führte sie durch unseren Arbeitsalltag und zeigte ihr unser wichtigstes Arbeitsgerät: ein Smartphone, das in jede Kitteltasche passt. Mit diesem Gerät kann man nicht nur telefonieren und die Lichtrufanlage bedienen, sondern auch die Pflegedokumentation führen und auf die Bewohnerdaten zugreifen. Zusätzlich bietet es die Möglichkeit, mit

Kollegen zu chatten sowie Bilder und Videos auszutauschen.

Die Bewerberin, die zuvor so distanziert gewirkt hatte, begann zu lächeln. Sie war sichtlich beeindruckt von unserer modernen Ausstattung und den effizienten Arbeitsabläufen. Wir sprachen noch ausführlicher über die verschiedenen Funktionen und den Arbeitsalltag, während sie immer mehr Fragen stellte und Interesse zeigte.

Am Ende des Gesprächs war die zuvor so kühle Atmosphäre völlig gewandelt. Die Bewerberin zeigte sich begeistert und motiviert. Sie sagte, dass sie sich schon lange nach einem Arbeitsplatz mit solchen fortschrittlichen Arbeitsmitteln und strukturierten Prozessen umgesehen habe.

Ein paar Tage später unterschrieb sie den Arbeitsvertrag und ist nun ein geschätztes Mitglied unseres Teams. Sie hat sich schnell eingelebt und schätzt besonders die Möglichkeit, über das Smartphone schnell und effizient arbeiten zu können. Das positive Feedback von ihr motiviert uns, weiterhin in moderne Technik und gut durchdachte Arbeitsprozesse zu investieren.

Natürlich ist diese Geschichte frei erfunden und jegliche Ähnlichkeit mit lebenden Personen wäre rein zufällig :-)

Wie Pflegeheimbetreiber durch Digitalisierung und KI zu attraktiven Arbeitgebern werden:

In einer immer digitaler werdenden Welt haben auch Pflegeheimbetreiber die einmalige Chance, sich durch den Einsatz von Digitalisierung und künstlicher Intelligenz (KI) zu innovativen und attraktiven Arbeitgebern zu entwickeln. Mit der Integration moderner Technologien können sie nicht nur die Arbeitsbedingungen für ihr bestehendes Personal erheblich verbessern, sondern auch neue Fachkräfte anziehen.

Im Folgenden wird ausführlich erläutert, warum Pflegekräfte die Digitalisierung und den Einsatz von KI schätzen, welche Vorteile diese Technologien bieten und wie Pflegeheimbetreiber sich dadurch als führende Arbeitgeber positionieren können.

Pflegekräfte stehen tagtäglich vor zahlreichen Herausforderungen: hohe Arbeitsbelastung, administrative Aufgaben, und der oft frustrierende Wunsch, mehr Zeit für die direkte Pflege der Bewohner zu haben.

Durch den Einsatz digitaler Werkzeuge wie KI-gestützter Pflegedokumentation, sowie Smartphones die speziell für den Pflegebereich entwickelt wurden, können

Pflegekräfte ihre Arbeit schneller und effizienter erledigen. Statt zeitaufwändige und fehleranfällige handschriftliche Berichte zu erstellen, können sie Daten direkt in ein System eingeben, das automatisch alle relevanten Informationen speichert und organisiert.

Dies reduziert nicht nur den Papierkram, sondern ermöglicht auch einen schnelleren Zugriff auf wichtige Daten. Die gewonnene Zeit kann sinnvoll genutzt werden, um die direkte Pflege zu verbessern und sich intensiver um die Bewohner zu kümmern.

Moderne Kommunikationssysteme ermöglichen es Pflegekräften, in Echtzeit mit Kollegen und anderen Abteilungen zu kommunizieren.

Ob durch Chat-Funktionen, interne Nachrichten oder Videoanrufe – Informationen können sofort ausgetauscht werden, was die Zusammenarbeit und Koordination erheblich verbessert.

Zudem erleichtert die Digitalisierung die Kommunikation mit den Angehörigen der Bewohner, die durch eine spezielle App jederzeit über den Zustand und das Wohlbefinden ihrer Liebsten informiert werden können. Diese Transparenz schafft Vertrauen und entlastet die Pflegekräfte, die sich nun nicht mehr ständig um telefonische Rückfragen kümmern müssen.

Künstliche Intelligenz kann bei der Analyse von Bewohnerdaten helfen, frühzeitig Anzeichen von Gesundheitsproblemen zu erkennen und Empfehlungen für die Pflege zu geben. Dies unterstützt Pflegekräfte dabei, fundierte Entscheidungen zu treffen und die Pflegequalität zu verbessern.

KI kann auch Routinetätigkeiten übernehmen, wie die Organisation von Medikamentenplänen oder die Erledigung administrativer Aufgaben, wodurch Pflegekräfte mehr Zeit für die direkte Betreuung der Bewohner gewinnen. Intelligente Systeme können zudem individuelle Pflegepläne erstellen, die auf den spezifischen Bedürfnissen und Vorlieben der Bewohner basieren, was zu einer personalisierten und qualitativ hochwertigen Pflege führt.

Durch die Entlastung von administrativen Aufgaben können sich Pflegekräfte auf das konzentrieren, was ihnen am wichtigsten ist: die Betreuung und Pflege der Menschen.

Dies erhöht nicht nur die Arbeitszufriedenheit, sondern auch die Qualität der Pflege. Die Pflegekräfte haben mehr Zeit, sich mit den Bewohnern zu beschäftigen, auf ihre individuellen Bedürfnisse einzugehen und eine persönliche Beziehung aufzubauen. Dies fördert das

Wohlbefinden der Bewohner und schafft eine positive Atmosphäre im Pflegeheim.

Digitale Werkzeuge und KI können dazu beitragen, die Arbeitsbelastung zu reduzieren und die Effizienz zu steigern. Dies führt zu weniger Stress und Überlastung, was wiederum die Gesundheit und das Wohlbefinden der Pflegekräfte fördert. Ein entspannteres und weniger hektisches Arbeitsumfeld trägt dazu bei, dass sich die Pflegekräfte wohler fühlen und ihre Aufgaben mit mehr Motivation und Freude erledigen. Zudem verringert sich die Gefahr von Burnout und anderen stressbedingten Erkrankungen, was langfristig zu einer geringeren Fluktuation und höheren Arbeitszufriedenheit führt.

Durch den Einsatz moderner Technologien können Pflegekräfte neue Fähigkeiten erlernen und sich beruflich weiterentwickeln. Schulungen und Fortbildungen im Umgang mit digitalen Tools und KI bieten ihnen die Möglichkeit, ihre Qualifikationen zu erweitern und ihre Karriere voranzutreiben. Dies eröffnet ihnen neue berufliche Perspektiven und Chancen, innerhalb des Pflegeheims aufzusteigen oder sich in spezialisierten Bereichen zu entwickeln. Pflegeheimbetreiber, die in die Weiterbildung ihrer Mitarbeiter investieren, zeigen Wertschätzung und fördern eine langfristige Bindung des Personals.

Attraktive Arbeitgeber durch Digitalisierung und KI:

Pflegeheimbetreiber, die in Digitalisierung und KI investieren, positionieren sich als fortschrittliche und innovative Arbeitgeber. Sie zeigen, dass sie bereit sind, in moderne Lösungen zu investieren, um die Arbeitsbedingungen für ihr Personal zu verbessern. Dies macht sie nicht nur für bestehende Mitarbeiter attraktiver, sondern zieht auch neue Fachkräfte an, die in einem modernen und unterstützenden Umfeld arbeiten möchten.

Moderne Technologien signalisieren den Pflegekräften, dass ihr Arbeitgeber bereit ist, die notwendigen Ressourcen bereitzustellen, um eine effiziente und qualitativ hochwertige Pflege zu ermöglichen. Dies schafft Vertrauen und motiviert die Pflegekräfte, sich langfristig an das Pflegeheim zu binden.

Inspirierende Veränderungen:

Ein Beispiel aus der Praxis zeigt, wie ein Pflegeheim durch den Einsatz digitaler Technologien und KI seine Attraktivität steigern konnte. In einem Pflegeheim wurde ein umfassendes digitales System eingeführt, das nicht nur die Pflegedokumentation erleichterte, sondern auch die Kommunikation zwischen den Pflegekräften und den Angehörigen der Bewohner verbesserte. Über eine speziell entwickelte App konnten Angehörige jederzeit auf dem Laufenden gehalten werden, was den Pflegekräften ermöglichte, sich auf ihre Arbeit zu konzentrieren, ohne ständig Anrufe beantworten zu müssen.

Darüber hinaus wurden Sensoren und KI-basierte Überwachungssysteme eingeführt, die die Gesundheit und das Wohlbefinden der Bewohner rund um die Uhr überwachen. Diese Technologie konnte frühzeitig Anzeichen von Gesundheitsproblemen erkennen und die Pflegekräfte rechtzeitig benachrichtigen, sodass sofortige Maßnahmen ergriffen werden konnten.

Die Pflegekräfte berichteten von einer deutlichen Entlastung und einer Verbesserung ihrer Arbeitszufriedenheit.

Zudem zog das Pflegeheim vermehrt Bewerbungen von qualifizierten Fachkräften an, die von den modernen Arbeitsbedingungen und den technologischen Unterstützungen begeistert waren.

Diese innovativen Ansätze sorgten nicht nur für glückliche Bewohner, sondern auch für zufriedene Pflegekräfte, die stolz darauf waren, in einem so fortschrittlichen und mitfühlenden Umfeld zu arbeiten.

Die Digitalisierung in deutschen Altenpflegeheimen: Ein kritischer Blick auf den Status Quo und das europäische Umfeld.

In einer sich schnell digitalisierenden Welt stehen auch die Altenpflegeheime in Deutschland vor der Herausforderung, moderne Technologien zu integrieren, um die Pflegequalität zu verbessern und effizienter zu arbeiten. Die Digitalisierung bietet zweifellos enorme Chancen, doch zugleich gibt es zahlreiche Hindernisse und Kritiken, die den Fortschritt bremsen. Ein genauer Blick auf die aktuelle Situation in Deutschland im Vergleich zu anderen europäischen Ländern zeigt, dass es noch viel zu tun gibt.

Die Einführung digitaler Technologien in deutschen Pflegeheimen ist ein komplexes und oft schleppendes Unterfangen.

Während es einige Leuchtturmprojekte gibt, die zeigen, wie Digitalisierung erfolgreich umgesetzt werden kann, bleibt der flächendeckende Einsatz weit hinter den Erwartungen zurück. Ein Hauptproblem ist der erhebliche finanzielle Aufwand, der mit der Anschaffung und Implementierung neuer Technologien verbunden ist. Viele Pflegeheime verfügen nicht über die notwendigen Mittel, um in digitale Infrastruktur zu investieren.

Ein wesentlicher Hemmschuh für die Digitalisierung in deutschen Pflegeheimen sind die begrenzten finanziellen Ressourcen. Die Anschaffung moderner Technologie, die Schulung des Personals und die kontinuierliche Wartung der Systeme erfordern erhebliche Investitionen.

In einem Bereich, der ohnehin schon unter Finanzierungsproblemen leidet, stellt dies eine große Hürde dar. Oftmals bleibt die Digitalisierung ein „Luxus“, den sich nur wenige Einrichtungen leisten können.

Neben den finanziellen Herausforderungen bestehen auch Unsicherheiten und Ängste im Umgang mit neuen Technologien. Pflegekräfte, die über Jahre hinweg mit traditionellen Methoden gearbeitet haben, fühlen sich oft überfordert und unsicher, wenn es um den Einsatz digitaler Werkzeuge geht. Diese Unsicherheit kann dazu führen, dass digitale Lösungen nicht optimal genutzt oder gar abgelehnt werden.

Ein weiteres Problem ist die fehlende Standardisierung und Interoperabilität der eingesetzten Systeme. Unterschiedliche Softwarelösungen und Systeme, die nicht miteinander kompatibel sind, erschweren die Arbeit der Pflegekräfte und führen zu Ineffizienzen. Eine einheitliche und standardisierte digitale Infrastruktur würde die Arbeitsabläufe erheblich vereinfachen und die Akzeptanz neuer Technologien fördern.

Im Vergleich zu anderen europäischen Ländern zeigt sich, dass Deutschland in der Digitalisierung der Altenpflege hinterherhinkt. Länder wie Dänemark, Schweden und die Niederlande sind Vorreiter in der Implementierung digitaler Lösungen und zeigen, wie Digitalisierung erfolgreich umgesetzt werden kann.

Dänemark:
Dänemark gilt als Musterbeispiel für die erfolgreiche Integration digitaler Technologien in die Altenpflege. Hier werden seit Jahren digitale Lösungen genutzt, um die Arbeitsabläufe zu optimieren und die Pflegequalität zu verbessern. Elektronische Pflegedokumentation, Telemedizin und digitale Kommunikationsplattformen sind in dänischen Pflegeheimen Standard. Die breite Akzeptanz und Nutzung dieser Technologien hat zu einer spürbaren Entlastung des Personals und einer höheren Zufriedenheit der Pflegekräfte geführt.

Schweden:
Auch in Schweden sind digitale Technologien fest in den Pflegealltag integriert. Hier kommen beispielsweise Tablets und Smartphones zum Einsatz, die es den Pflegekräften ermöglichen, Daten direkt vor Ort zu erfassen und zu verwalten. Die Digitalisierung hat in Schweden zu einer erheblichen Effizienzsteigerung und einer besseren Koordination der Pflege geführt. Zudem werden innovative Technologien wie KI-basierte

Analysewerkzeuge genutzt, um frühzeitig gesundheitliche Probleme zu erkennen und präventive Maßnahmen einzuleiten.

Niederlande:
In den Niederlanden geht man noch einen Schritt weiter und setzt auf den Einsatz von Robotik in der Altenpflege. Roboter unterstützen die Pflegekräfte bei körperlich anstrengenden Aufgaben, wie dem Heben und Transportieren von Bewohnern. Zudem kommen soziale Roboter zum Einsatz, die den Bewohnern Gesellschaft leisten und ihre kognitive Fähigkeiten fördern. Der Einsatz von Robotik hat nicht nur die Arbeitsbelastung der Pflegekräfte reduziert, sondern auch zu einer höheren Lebensqualität der Bewohner beigetragen.

Slowenien:
Slowenien hat in den letzten Jahren bedeutende Fortschritte in der Digitalisierung und Nutzung von künstlicher Intelligenz in der Pflege gemacht. Sie setzen verstärkt auf Technologien wie Sensorik, Internet of Things (IoT) und generative KI, um die Versorgung und Sicherheit der pflegebedürftigen Menschen zu verbessern. Diese Innovationen machen die Pflege in Slowenien effizienter und attraktiver für Pflegekräfte.

Auch in Deutschland gibt es durchaus positive Ansätze und erfolgreiche Beispiele für die Digitalisierung in der

Altenpflege. Es zeigt sich, dass digitale Technologien erhebliche Vorteile bieten können, wenn sie richtig eingesetzt werden. Das deutsche Pflegesystem ist im europäischen Vergleich aber unterdurchschnittlich finanziert und hat daher Schwierigkeiten, die gleichen technologischen Standards zu erreichen.

Die Digitalisierung bietet zahlreiche Chancen, die Arbeitsbedingungen für das Pflegepersonal zu verbessern und die Pflegequalität zu steigern.
Eine digitale, KI-gestützte Pflegedokumentation und Entscheidungsunterstützungssysteme erleichtern die Arbeit der Pflegekräfte und sorgen für eine bessere Organisation und Nachverfolgbarkeit der Pflegemaßnahmen.

Telemedizinische Anwendungen ermöglichen eine schnelle und effiziente medizinische Versorgung, auch in ländlichen Regionen.

Trotz dieser Chancen gibt es auch erhebliche Herausforderungen, die den Fortschritt der Digitalisierung in deutschen Pflegeheimen bremsen. Neben den bereits genannten finanziellen Engpässen und Unsicherheiten im Umgang mit neuen Technologien spielt auch die fehlende IT-Infrastruktur eine Rolle. Viele Pflegeheime sind nicht ausreichend mit den notwendigen technischen Voraussetzungen ausgestattet, um digitale Lösungen flächendeckend zu implementieren.

Notwendige Maßnahmen und Perspektiven:

Um die Digitalisierung in deutschen Pflegeheimen voranzutreiben, sind gezielte Maßnahmen erforderlich. Dazu gehören Investitionen in die IT-Infrastruktur, Schulungen und Fortbildungen für das Pflegepersonal sowie die Einführung von Digitalisierungszuschlägen. Zudem sollten Pflegeheimbetreiber eng mit anderen Leistungserbringern und der Politik zusammenarbeiten, um standardisierte und interoperable Systeme zu entwickeln.

Die Digitalisierung in deutschen Altenpflegeheimen steckt noch in den Kinderschuhen und es gibt zahlreiche Baustellen, die angegangen werden müssen. Im Vergleich zu anderen europäischen Ländern hat Deutschland Nachholbedarf. Dennoch bieten die positiven Beispiele aus anderen Ländern und die bereits erzielten Erfolge in Deutschland einen Hoffnungsschimmer. Mit gezielten Maßnahmen, ausreichenden Investitionen und einer starken Zusammenarbeit kann die Digitalisierung auch hierzulande erfolgreich vorangetrieben werden. Dies wird nicht nur die Arbeitsbedingungen für das Pflegepersonal verbessern, sondern auch die Pflegequalität und das Wohlbefinden der Bewohner nachhaltig steigern.

Ein Blick in die Zukunft:

Die erfolgreiche Digitalisierung in der Altenpflege hängt von vielen Faktoren ab: finanziellen Mitteln, politischem Willen, technologischem Fortschritt und der Bereitschaft, Veränderungen anzunehmen.
Die Beispiele aus Dänemark, Schweden, Slowenien und den Niederlanden zeigen, dass es möglich ist, die Pflege durch den Einsatz digitaler Technologien zu revolutionieren. Wenn Deutschland diese Herausforderungen bewältigt und die notwendigen Schritte unternimmt, kann auch hier eine moderne, effiziente und qualitativ hochwertige Pflege realisiert werden.

Die Integration von Digitalisierung und KI bietet eine einmalige Chance, die Pflegebranche grundlegend zu transformieren. Es liegt an den Entscheidungsträgern, die Weichen für eine erfolgreiche Zukunft zu stellen und die Digitalisierung in deutschen Pflegeheimen voranzutreiben. Nur so kann sichergestellt werden, dass die Pflegekräfte entlastet werden, die Pflegequalität verbessert wird und die Bewohner die bestmögliche Betreuung erhalten.

Pflegeheimbetreiber sollten die Chancen und Schritte, die vor ihnen liegen, aktiv ergreifen und dürfen nicht in eine lähmende Lethargie verfallen. Aussagen wie „Wir verwahren hier nur Menschen bis zu ihrem Tod“ oder „Wir bekommen sowieso keine Leute mehr, dann machen wir eben zu“ sind nicht nur wenig zielführend, sondern auch eine schallende Ohrfeige für die Bewohner, die hier ein Zuhause finden sollen.

Es ist von höchster Bedeutung, dass Verantwortliche die Würde und das Wohlbefinden der Bewohner stets in den Mittelpunkt ihrer Bemühungen stellen und alles tun, um die Lebensqualität in den Einrichtungen zu verbessern. Nur so können wir den Herausforderungen der Pflege mit Menschlichkeit und Innovation begegnen.

Meiner Ansicht nach bieten Digitalisierung und künstliche Intelligenz einen vielversprechenden Weg, um den Pflegeberuf sowohl attraktiver als auch effizienter zu gestalten. Dies ist nicht nur eine technische, sondern auch eine moralische und soziale Transformation, die weitreichende positive Effekte haben kann.

Einer der größten Vorteile der Digitalisierung und des Einsatzes von KI in der Pflege ist die Automatisierung von Routinetätigkeiten.

Durch den Einsatz moderner Technologien können die Arbeitsbedingungen in der Pflege deutlich verbessert werden. Zum Beispiel können ergonomische Assistenzsysteme und Hebe-Roboter dazu beitragen, körperlich belastende Tätigkeiten zu reduzieren, was zu weniger Arbeitsausfällen und einer geringeren Belastung der Pflegekräfte führt. Die physische Entlastung trägt wesentlich zur Erhaltung der Gesundheit und der Arbeitsfähigkeit des Personals bei und kann so die Berufszufriedenheit langfristig steigern.

Die Digitalisierung eröffnet auch neue Möglichkeiten für die Aus- und Weiterbildung von Pflegekräften. Online-Schulungen, Webinare und virtuelle Trainingsprogramme bieten flexible und zugängliche Lernmöglichkeiten, die es dem Pflegepersonal ermöglichen, sich kontinuierlich weiterzubilden und auf dem neuesten Stand der pflegerischen Entwicklungen zu bleiben. Dies fördert nicht nur das berufliche Wachstum, sondern trägt auch zur Erhöhung der Pflegequalität bei.
Ein weiterer wichtiger Aspekt ist, dass die Integration von digitalen Technologien den Pflegeberuf für junge Menschen attraktiver macht. Die jüngere Generation, die mit digitalen Technologien aufgewachsen ist, erwartet moderne und innovative Arbeitsumfelder. Pflegeheime, die sich dieser Entwicklung öffnen und moderne Technologien einsetzen, haben bessere Chancen,

qualifizierte Nachwuchskräfte zu gewinnen und langfristig zu binden.

Digitale Systeme und KI können Pflegekräfte in ihrer Entscheidungsfindung unterstützen. Durch die Bereitstellung von Echtzeitdaten und evidenzbasierten Informationen können Pflegekräfte fundierte Entscheidungen treffen, die auf aktuellen und genauen Daten basieren. Dies verbessert nicht nur die Pflegequalität, sondern erhöht auch die Sicherheit der Bewohner.

Die Digitalisierung kann die Kommunikation und Koordination zwischen Pflegekräften, Ärzten und anderen medizinischen Fachkräften erheblich verbessern. Digitale Kommunikationsplattformen ermöglichen den schnellen Austausch von Informationen und die Zusammenarbeit über verschiedene Standorte hinweg. Dies führt zu einer besseren Koordination der Pflege und einer effizienteren Nutzung der Ressourcen.

Auch der Aspekt der Nachhaltigkeit darf nicht vergessen werden. Durch den Einsatz digitaler Technologien können Pflegeheime Ressourcen effizienter nutzen und den Papierverbrauch reduzieren.

Elektronische Pflegedokumentationen und digitale Verwaltungsprozesse tragen auch dazu bei, die

Umweltbelastung maßgeblich zu verringern und die Nachhaltigkeitsziele zu erreichen.

Es ist wichtig zu betonen, dass die erfolgreiche Integration von Digitalisierung und KI in die Pflege nicht allein in den Händen der Pflegeheimbetreiber liegt. Auch die Politik und die Gesellschaft spielen eine ganz entscheidende Rolle.

Es bedarf unbedingt wesentlich besserer politischer Rahmenbedingungen, finanzieller Unterstützung und gesellschaftlicher Akzeptanz, um die notwendigen Veränderungen erfolgreich umzusetzen.

Nur durch eine gemeinsame Anstrengung kann der Pflegeberuf nachhaltig transformiert und aufgewertet werden.

Die Digitalisierung und der Einsatz von KI bieten eine einzigartige Chance, den Pflegeberuf attraktiver und effizienter zu gestalten.

Es liegt an den Pflegeheimbetreibern, der Politik und der Gesellschaft, diese Chancen zu erkennen und aktiv zu nutzen, um die Pflege zukunftssicher und menschenwürdig zu gestalten.

Nur so können wir den Herausforderungen der Pflege mit Innovation und Menschlichkeit begegnen und eine hohe Lebensqualität für Bewohner und Pflegekräfte gleichermaßen gewährleisten.

16. Mehr Zeit am Menschen durch Digitalisierung

Direkte Vorteile für die Bewohner der Pflegeheime:

Die Bewohner von Pflegeheimen profitieren auf vielfältige und tiefgreifende Weise von der Digitalisierung und dem Einsatz von künstlicher Intelligenz (KI). Diese modernen Technologien schaffen nicht nur mehr Freiräume für die Pflegekräfte, sondern verbessern auch die Lebensqualität der Bewohner durch individuellere und effizientere Pflege. Hier sind einige umfassende Vorteile und Beispiele, wie die gewonnene Zeit durch die Automatisierung und Digitalisierung genutzt werden kann, um den Alltag der Bewohner zu bereichern.

Mehr persönliche Zuwendung:

Durch die Automatisierung und Digitalisierung bleibt den Pflegekräften mehr Zeit für persönliche Gespräche, gemeinsame Aktivitäten und individuelle Betreuung. Diese direkte Zuwendung ist entscheidend für das emotionale Wohlbefinden der Bewohner und stärkt die zwischenmenschlichen Beziehungen.

Stellen Sie sich vor, Pflegekräfte haben nun die Möglichkeit, längere Gespräche mit den Bewohnern zu führen und ihre Geschichten zu hören. Frau Müller, die immer so spannende Erzählungen aus ihrer Jugend hat, oder Herr Schmidt, der gerne Kreuzworträtsel löst, bekommen mehr Aufmerksamkeit und Unterstützung. Solche Momente sind unbezahlbar und schenken den Bewohnern Freude, Wertschätzung und das Gefühl, gehört und verstanden zu werden.

Individuelle Pflegepläne:

Künstliche Intelligenz kann maßgeschneiderte Pflegepläne erstellen, die auf den spezifischen Bedürfnissen und Präferenzen der Bewohner basieren. Dadurch wird sichergestellt, dass jeder Bewohner die bestmögliche Betreuung erhält. Ein solches System kann beispielsweise feststellen, dass Herr Meyer trotz eingeschränkter Mobilität bestimmte Aktivitäten genießen kann, die seine geistige und körperliche Gesundheit fördern.

Ein weiteres Beispiel ist Frau Schneider, die spezielle diätetische Anforderungen hat. Die KI kann dabei helfen, ihre Ernährungspläne genau abzustimmen und sicherzustellen, dass sie alle notwendigen Nährstoffe erhält, ohne ihre gesundheitlichen Einschränkungen zu vernachlässigen. Diese personalisierte Betreuung trägt wesentlich zur Verbesserung der Lebensqualität bei und stellt sicher, dass die individuellen Bedürfnisse der Bewohner stets im Mittelpunkt stehen.

Schnellere Reaktionszeiten:

Digitale Technologien ermöglichen es Pflegekräften, schneller auf Veränderungen im Gesundheitszustand der Bewohner zu reagieren. Dies ermöglicht eine frühzeitige Intervention und trägt zur Verbesserung der Gesundheit und Lebensqualität bei. Wenn Herr Lehmann plötzlich an Atemnot leidet, kann ein digital überwachendes System sofort Alarm schlagen und die Pflegekraft benachrichtigen, sodass schnell gehandelt wird.

Auch bei chronischen Erkrankungen bietet die Digitalisierung Vorteile. Regelmäßige Überwachung und sofortige Benachrichtigungen bei Auffälligkeiten stellen sicher, dass immer zeitnah eingegriffen werden kann, um das Wohl der Bewohner zu sichern. Dies schafft nicht nur Sicherheit, sondern gibt den Bewohnern auch das Gefühl, dass stets gut für sie gesorgt wird.

Bessere Betreuung bei Notfällen:

Automatisierte Systeme können in Notfällen sofort Alarm schlagen und sicherstellen, dass Hilfe schnell zur Stelle ist. Dies erhöht die Sicherheit der Bewohner und gibt ihnen und ihren Angehörigen ein beruhigendes Gefühl der Sicherheit. Ein sturzgefährdeter Bewohner kann beispielsweise durch intelligente Sensoren sofortige Hilfe erhalten, wenn er hinfällt.

Solche Systeme können auch bei Herzproblemen oder anderen kritischen Gesundheitszuständen Leben retten, indem sie frühzeitig Alarm schlagen und so die Notfallversorgung beschleunigen. Diese Technologien tragen wesentlich dazu bei, die Gesundheit und Sicherheit der Bewohner zu gewährleisten und ihnen ein sicheres und beschütztes Umfeld zu bieten.

Die zusätzliche Zeit, die durch Digitalisierung und KI gewonnen wird, kann auf vielfältige Weise genutzt werden, um die Pflege und Betreuung der Bewohner zu verbessern:

Pflegekräfte können sich mehr Zeit nehmen, um mit den Bewohnern zu sprechen, ihre Sorgen anzuhören und ihnen Gesellschaft zu leisten. Diese persönliche Zuwendung fördert das emotionale Wohlbefinden und hilft, Einsamkeit zu reduzieren. Ein persönliches Gespräch oder ein offenes Ohr kann Wunder wirken und den Tag eines Bewohners erhellen.

Beispielsweise könnte eine Pflegekraft sich morgens die Zeit nehmen, mit Frau Krause über ihre Lieblingsblumen zu plaudern, was ihr den Start in den Tag versüßt und ein Lächeln auf ihr Gesicht zaubert. Solche Gespräche schaffen nicht nur eine vertrauensvolle Beziehung, sondern vermitteln den Bewohnern auch das Gefühl, geschätzt und respektiert zu werden.

Mehr Zeit für gemeinsame Aktivitäten wie Spiele, Musikstunden, Handarbeiten oder Spaziergänge im Garten trägt zur Freude und Zufriedenheit der Bewohner bei. Solche Aktivitäten fördern nicht nur die geistige und körperliche Gesundheit, sondern auch das soziale Miteinander.

Stellen Sie sich vor, wie eine Pflegekraft regelmäßig eine Bastelstunde für die Bewohner organisiert. Diese gemeinsamen kreativen Momente schaffen nicht nur schöne Erinnerungen, sondern stärken auch das Gemeinschaftsgefühl. Aktivitäten wie diese fördern die geistige Beweglichkeit, das kreative Denken und bringen Freude in den Alltag der Bewohner.

Pflegekräfte können sich auf die individuellen Bedürfnisse und Wünsche der Bewohner konzentrieren, sei es bei der Unterstützung im Alltag, bei der Ernährung oder bei der Freizeitgestaltung. Individuelle Betreuung bedeutet, dass jeder Bewohner als Einzelperson wahrgenommen und geschätzt wird.

Ein Beispiel wäre die individuelle Morgenroutine:

Herr Weber bevorzugt es, vor dem Frühstück einen kurzen Spaziergang zu machen. Die Pflegekraft hat nun die Zeit, ihn dabei zu begleiten und ihm so einen angenehmen Start in den Tag zu ermöglichen. Diese individuellen Anpassungen im Alltag fördern das Wohlbefinden und die Zufriedenheit der Bewohner und tragen zur Schaffung einer positiven und unterstützenden Umgebung bei.

Therapeutische Maßnahmen:

Die zusätzliche Zeit kann auch für therapeutische Maßnahmen wie Physiotherapie, Ergotherapie oder Gedächtnistraining genutzt werden. Diese Maßnahmen tragen zur Erhaltung der Gesundheit und Selbstständigkeit der Bewohner bei.

Frau Becker profitiert vielleicht besonders von einer täglichen Physiotherapieeinheit, die ihre Beweglichkeit verbessert und ihre Selbstständigkeit fördert. Mit mehr Zeit kann die Pflegekraft diese Therapie individuell an ihre Bedürfnisse anpassen und die Fortschritte überwachen. Dies trägt nicht nur zur physischen Gesundheit bei, sondern auch zum Selbstwertgefühl und zur Selbstständigkeit der Bewohner.

Durch die gewonnene Zeit können Pflegekräfte eine familiäre und warme Atmosphäre schaffen, in der sich die Bewohner wohl und geborgen fühlen. Eine heimelige Umgebung trägt maßgeblich zum Wohlbefinden bei.

Ein kleines Fest für einen Geburtstag oder ein gemeinsames Kochen kann das Gefühl von Gemeinschaft und Zugehörigkeit stärken. Pflegekräfte, die Zeit für solche Aktivitäten haben, tragen dazu bei, dass sich jeder Bewohner als Teil einer großen Familie fühlt. Diese familiäre Atmosphäre fördert das Wohlbefinden der Bewohner und schafft ein Gefühl von Geborgenheit und Sicherheit.

Die Digitalisierung und der Einsatz von KI eröffnen auch neue Möglichkeiten für die Zusammenarbeit und Weiterbildung der Pflegekräfte. Durch Online-Schulungen und digitale Lernplattformen können Pflegekräfte ihre Kenntnisse erweitern und sich kontinuierlich fortbilden. Dies fördert nicht nur ihre berufliche Entwicklung, sondern trägt auch zur Verbesserung der Pflegequalität bei.

Pflegekräfte können sich beispielsweise in neuen therapeutischen Ansätzen oder in der Nutzung digitaler Pflegetools fortbilden, was ihnen hilft, ihre Arbeit noch effektiver zu gestalten und den Bewohnern die bestmögliche Betreuung zu bieten. Diese kontinuierliche Weiterbildung stellt sicher, dass die Pflegekräfte immer auf dem neuesten Stand der pflegerischen und technologischen Entwicklungen sind und somit die bestmögliche Pflege gewährleisten können.

Fazit:

Die Digitalisierung und der Einsatz von KI in der Altenpflege bieten enorme Chancen, die Arbeitsabläufe zu optimieren und den Pflegekräften mehr Zeit für die direkte Betreuung der Bewohner zu verschaffen. Die zahlreichen Vorteile für die Bewohner – von mehr persönlicher Zuwendung über individuelle Pflegepläne bis hin zu besseren Reaktionszeiten bei Notfällen – tragen zu einer höheren Lebensqualität bei. Gleichzeitig profitieren auch die Pflegekräfte von verbesserten Arbeitsbedingungen und neuen Möglichkeiten zur beruflichen Weiterentwicklung.

Das Herzstück der Pflege bleibt die menschliche Zuwendung, und durch Digitalisierung und KI können wir sicherstellen, dass diese noch mehr Raum in unserem Alltag findet. Jede Minute, die für die direkte Pflege gewonnen wird, ist eine Investition in die Lebensqualität und das Wohlbefinden der Bewohner und Pflegekräfte gleichermaßen. Durch den Einsatz moderner Technologien schaffen wir eine zukunftsfähige Pflege, die Menschlichkeit und Effizienz in Einklang bringt.

Die Digitalisierung in der Altenpflege bietet nicht nur technische Verbesserungen, sondern auch eine tiefgreifende menschliche Komponente, die die Qualität der Pflege und das Wohlbefinden der Bewohner nachhaltig verbessert. Mit der richtigen Balance zwischen Technologie und menschlicher Wärme können wir sicherstellen, dass Pflegeheime Orte des Wohlbefindens, der Sicherheit und des Mitgefühls.

17. Fördermittel

Es gibt mehrere Fördermittelprogramme in Deutschland und der EU, die Pflegeheime unterstützen, die Künstliche Intelligenz (KI), Digitalisierung und 5G nutzen möchten.

Die Auflistung der Programme in diesem Buch ist historisch zu betrachten. Bitte beachten Sie, dass einige der Fördermittelprogramme zum jetzigen Zeitpunkt möglicherweise bereits ausgeschöpft oder ausgelaufen sind. Es ist zudem wahrscheinlich, dass die Liste nicht vollständig ist. Ich empfehle Ihnen daher dringend, einen professionellen Fördermittelberater zu Rate zu ziehen. Die Auflistung gilt nur als Tippgeber für das Gespräch mit Fördermittelberatern.

Des Weiteren weise ich darauf hin, dass ich keine Haftung für die hier aufgeführten Fördermittelprogramme übernehmen kann und eine Zusage nicht garantiert wird. Dennoch möchte ich Ihnen einen Überblick über die mir bekannten und wichtigen Programme geben:

Deutschland

Förderprogramm nach § 8 Absatz 8 SGB XI:

Dieses Programm bietet einen einmaligen Zuschuss für digitale und technische Anschaffungen in

Pflegeeinrichtungen. Es wurde bis 2030 verlängert und umfasst auch Investitionen in KI und 5G.

Ziel ist es, die pflegerische Versorgung zu verbessern und die Arbeitsbelastung der Pflegekräfte zu verringern.

Bundesministerium für Gesundheit (BMG):
Das BMG fördert Implementierungs- und Evaluationsprojekte, die untersuchen, wie KI-Anwendungen das Pflegepersonal entlasten und die Qualität der Pflege verbessern können.
Es gibt auch spezifische Richtlinien zur Nutzung von KI in der Langzeitpflege.

EU
Digitales Europa Programm (2021-2027):
Dieses EU-Programm zielt darauf ab, den digitalen Wandel in Europa zu beschleunigen und die digitalen Kapazitäten in zentralen Bereichen zu stärken.
Es umfasst auch Projekte zur Digitalisierung in Pflegeeinrichtungen und bietet Zuschüsse für die Umsetzung von KI und 5G.

Horizont Europa:
Dieses Programm unterstützt Forschung und Innovation in verschiedenen Bereichen, einschließlich der Digitalisierung in Pflegeeinrichtungen.

Es bietet Mittel für Projekte, die die Arbeitswelt durch KI und Digitalisierung verbessern.

InvestEU:
Dieses Programm mobilisiert private Investitionen und unterstützt den Aufbau nach der Krise, um Europa grüner, digitaler und widerstandsfähiger zu machen.
Es kann auch für Projekte zur Digitalisierung in Pflegeeinrichtungen genutzt werden.

Hinweis:

Ziehen Sie auf jeden Fall einen professionellen Fördermittelberater für ihr Vorhaben hinzu, um die Möglichkeiten zur Förderung vollumfänglich zu erhalten.

18. Schlusswort

Liebe Leserinnen und Leser,

ich möchte mich herzlich bei Ihnen bedanken, dass Sie die Zeit gefunden haben, sich mit den vielschichtigen und wichtigen Themen in der Altenpflege auseinanderzusetzen.

Ihre Aufmerksamkeit und Ihr Interesse zeigen, dass Sie sich nicht nur für den technischen Fortschritt, sondern auch für das Wohl unserer älteren Generation einsetzen.

Dies ist von unschätzbarem Wert in einer Zeit, in der die Herausforderungen in der Pflege stetig wachsen und innovative Lösungen dringend benötigt werden.

In diesem Buch haben wir gemeinsam die Möglichkeiten erkundet, was zum Beispiel das Internet der Dinge, die Breitbandkommunikation und die Künstliche Intelligenz bieten. Wir haben gesehen, wie diese Technologien nicht nur die Effizienz und Genauigkeit in der Pflege verbessern, sondern auch mehr Zeit für die so notwendige menschliche Zuwendung schaffen.

Die unmittelbare Dokumentation im Bewohnerzimmer, die kontinuierliche Gesundheitsüberwachung, die intelligenten Betten und auch die vernetzten

Sicherheitssysteme – all diese Innovationen tragen dazu bei, die Lebensqualität der Bewohner zu erhöhen und den Pflegekräften eine wertvolle Unterstützung zu bieten.

Durch den gezielten Einsatz dieser Technologien können wir Pflegeheime in Orte des Wohlbefindens, der Sicherheit und der Menschlichkeit verwandeln.

Dies erfordert nicht nur technologische, sondern auch moralische und soziale Anstrengungen. Die Digitalisierung und der Einsatz von KI sind keine kalten, mechanischen Prozesse, sondern Werkzeuge, die es uns ermöglichen, die Pflege menschlicher und effizienter zu gestalten.

Ich hoffe, dass die in diesem Buch vorgestellten Ideen, Beispiele und zukünftigen Entwicklungen Sie inspiriert haben und Ihnen einen umfassenden Einblick in die potenziellen Vorteile der Digitalisierung in der Altenpflege gegeben haben.

Es liegt an uns allen, diese Chancen zu nutzen und gemeinsam an einer besseren Zukunft für unsere älteren Mitmenschen zu arbeiten.

Zum Abschluss möchte ich Sie herzlich bitten, eine Rezension für dieses Buch abzugeben. Ihre Meinung und Ihr Feedback sind von unschätzbarem Wert und helfen, die Inhalte weiter zu verbessern und anderen Lesern die Entscheidung zu erleichtern, sich ebenfalls mit diesen wichtigen Themen zu beschäftigen. Es würde mich sehr freuen, Ihre Gedanken und Anregungen zu hören.

Vielen Dank für Ihre Zeit und Ihr Interesse. Scheuen Sie sich nicht mir bei offenen Fragen eine E-Mail zu schreiben. Die Adresse hierzu finden Sie im Impressum.

Dezember 2024, Markus Schubert

19. Impressum

Titel des Buches:
Digitale Altenpflege – Innovationen mit KI & IoT

Kontakt: info@digitalbau.de

Verantwortlich für den Inhalt:
Markus Schubert
Ebertsheimer Weg 2a
67311 Tiefenthal

www.ingramcontent.com/pod-product-compliance
Lightning Source LLC
LaVergne TN
LVHW041313150826
845673LV00004B/1316

9783384467300